2018年度国家自然科学基金青年项目
"基层医疗卫生机构医务人员抗生素处方行为的效用模型及因素分解研究"
（71704058）
2014年度国家自然科学基金面上项目
"基于透明行动循环模型的药品使用监管透明机制研究"（71373092）

基层医疗卫生机构合理用药
透明监管策略研究

唐玉清◎著

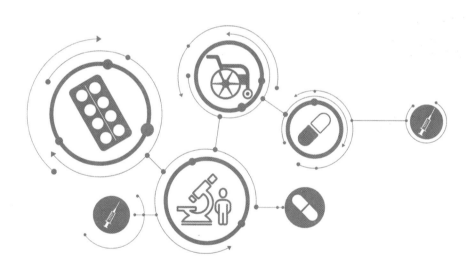

中国社会科学出版社

图书在版编目（CIP）数据

基层医疗卫生机构合理用药透明监管策略研究/唐玉清
著. —北京：中国社会科学出版社，2021.12
ISBN 978 - 7 - 5203 - 9368 - 3

Ⅰ.①基… Ⅱ.①唐… Ⅲ.①医疗卫生组织机构—药品
管理—研究 Ⅳ.①R954

中国版本图书馆 CIP 数据核字（2021）第 234710 号

出 版 人	赵剑英
责任编辑	戴玉龙
责任校对	周晓东
责任印制	王 超

出　　版	中国社会科学出版社
社　　址	北京鼓楼西大街甲 158 号
邮　　编	100720
网　　址	http：//www.csspw.cn
发 行 部	010 - 84083685
门 市 部	010 - 84029450
经　　销	新华书店及其他书店

印　　刷	北京明恒达印务有限公司
装　　订	廊坊市广阳区广增装订厂
版　　次	2021 年 12 月第 1 版
印　　次	2021 年 12 月第 1 次印刷

开　　本	710×1000　1/16
印　　张	14
插　　页	2
字　　数	225 千字
定　　价	98.00 元

前　言

　　合理用药对于世界各个国家来说都是一个关键命题。不论是中高收入水平国家和地区，还是低收入的国家和地区，药物不合理使用的现象都普遍存在。药物的过度使用、使用不足或误用都会导致稀缺医疗资源的浪费和健康危害。我国在合理用药的监管方面已取得一定成就。2009 年，我国正式实施国家基本药物制度，其中就包括对基本药物使用这一环节的监管。此后，我国也相继出台了许多与合理用药相关的政策法规，如 2016 年发布的《遏制细菌耐药国家行动计划（2016 – 2020 年）》就从国家层面提出了对抗菌药物实施多环节综合治理的策略。这些制度和行动对于规范临床用药管理，引导公众合理使用药物等方面发挥了积极的作用。

　　尽管如此，诸如不必要的药物处方，抗菌药物及注射剂的不规范处方等不合理用药的现象依然存在，而且在基层医疗机构中更为显著，其中信息不对称是其重要的诱因。透明监管作为监管领域的重要革新，改变了传统的单纯依赖强制性规范来约束个人与组织行为的监管方式，可以比较好地应对医疗中的信息不对称问题。我国部分省份也开展了相关的政策实践，并取得了一定的成效。然而，与合理用药透明监管相关的理论和实证研究总体不足，系统化的研究成果更是十分缺乏。合理用药透明监管制度的构建，制度运行机制、运行环境及其可能产生的效果等都需要系统研究和梳理，从而进一步提升我国基层医疗机构合理用药的监管水平。

　　基于以上认识，自 2014 年以来，在张新平教授及华中科技大学医药卫生管理学院的各位领导的大力支持下，受国家自然科学基金项目（编号 71373092 和 71704058）资助，本课题团队开展了以信息公开为基础的基层医疗卫生机构合理用药的透明监管策略研究。本书基于靶向透明理论、透明行动循环模型等理论模型，结合政策实验实证数据，采用定性定量相结合的分析思路，重点阐明了透明监管制度的历史发展脉络及其在医疗卫生领域的运用现状，制度运行的内在机制以及在我国基层医疗卫生机构这一特定背景下的策略构建及优化思路。

课题研究过程中，课题团队与湖北省某市卫生健康委员会开展了深度合作，在该市进行了长达 1 年的透明监管制度的政策实验。期间，课题团队对该市 20 家乡镇卫生院和社区卫生服务机构的 331 名医务人员及机构管理者进行了问卷调研和（或）半结构化访谈，对该市 1054 人次的就诊患者进行了问卷调研，通过医院管理信息系统获取了 20 家机构长达 2 年的处方数据信息。基于以上大量的一手资料，运用定性定量分析技术，课题团队开展了本书的研究工作。

本书共分为七章。第一章是有关选题背景以及透明监管研究现状的概述；第二章基于靶向透明、DADS 模型及 IPO 模型等理论基础，构建了基层医疗卫生机构合理用药透明监管制度的实施框架；第三章基于透明行动循环模型，从信息可及、信息感知与信息反应 3 个层面，构建了合理用药透明监管制度运行机制的理论模型；第四章基于一手实证研究数据，采用结构方程模型等方法，对合理用药透明监管制度运行机制的理论模型进行了数学模拟；第五章基于合理用药透明监管社会实验，结合倍差法分析，验证了透明监管制度的有效性；第六章基于质性访谈资料结合扎根理论，分析了合理用药透明监管制度运行所需的条件和环境，提出了合理用药透明监管制度的优化策略；第七章基于各部分结果展开了进一步的讨论，提出了相关的政策建议。

乘众人之智，则无不任也；用众人之力，则无不胜也。本书能够得以完成还要感谢课题组各位成员的辛勤劳动和付出，他们分别是杜鑫、殷希、王利军等。李卓献和薛天琴两位研究生在文稿的整理与编写以及出版事宜的安排中也给予了我许多帮助，再此也一并谢过。

需要指出的是，尽管本课题组做了大量的研究工作，但本书的研究结论仍然存在一定的局限。考虑到透明监管制度干预的可操作性，课题组只选择了湖北省的一个地级市进行了政策实验，选取的基层医疗卫生机构以乡镇卫生院为主，辅以少量的社区卫生服务中心。由于社会、政治、经济、文化等各方面的差异，本研究的结论并不代表全国的水平，对研究结论的外推性应用要持谨慎的态度。尽管如此，希望本书的出版，能够为卫生行政部门和基层医疗卫生机构制定和完善相关政策措施和规章制度提供一定的参考，能够为学术界医疗卫生服务透明监管的进一步研究抛砖引玉。不当之处，敬请批评指正。

目　录

第一章　导论

第一节　选题背景

一　透明价值与透明监管趋势

透明，是指将信息提供给利益相关者，使他们有充足的信息做决策或者能够评估组织内部人员所作的决策，常用来比喻公开、不隐藏，如果执行机构的行为易于观察、政策易于解读、公告真实准确，则视为透明。透明是民主和法制的基础，在许多领域发挥着重要作用，伊斯顿的政治体系理论也强调政治体系正常运转的关键在于政府决策的透明。

监管，有监督管理之意，透明监管是指为了促进明确的监管目标达成，强制性地由私营或公立机构对特定的、结构化的、真实的信息进行公开。透明是近几年的主流监管工具，是监管制度改革的最新趋势，也是社会政策的一项重要的进步。在公共管理领域，监管制度至今已经经历了三次革新，第一阶段开始于20世纪60年代，其主要特点是强调行政制度和处罚措施；第二阶段开始于20世纪80年代，此时的监管重点强调利用税率、补助及交易制度等市场机制来处理公共问题；第三阶段则是从20世纪80年代中期到现在，由于通信技术的发展，监管逐渐开始强调信息的透明公开，也即透明监管。

作为监管领域的第三次重要革新，透明监管已经成为监管创新的重要前沿领域，成为打击组织和个人不当行为（如贪污、财务丑闻）不可或缺的要素，有效地促进了公私组织的善治。我国政府在2008年颁布实施了《中华人民共和国政府信息公开条例》，要求各级政府深入开展政府信息公开工作。自2009年开始，国务院有关部门及地方各省市定期在中国政府网公开工作年度报告。2012年，党的十八大进一步强调完善办事公开制度，让权力在阳光下运行。2014 年，国务院第二次廉政工作会议明确提出：以强化监督规范权力运行，深入推进政务公开。

二 药品领域透明监管必要性

在医疗卫生领域，透明价值也越来越被关注。卫生部门也因此成为关系人民健康和安全的关键部门。然而医疗卫生服务属知识密集型行业，需方处于相对的信息劣势，医疗服务市场实质上是一种由供方主导的消费市场，供方在很大程度上决定着需方的需求，导致供方为了自身利益而出现诱导需求、创造消费的现象。由于这种严重的市场失灵，使医疗服务市场无法自动鉴别医疗服务信息的完整性与可靠性，从而使市场机制对卫生资源的配置偏离了"最优状态"。再加之药品领域利益链条高度复杂、相关的卫生服务或商品无需求弹性等特征都导致其极易受到腐败的侵蚀，从而也导致整个医疗服务质量的下降。

目前不合理用药、药品领域监管不到位已成为世界范围内的重大问题之一，全球范围内有超过50%的药品存在不合理使用，特别是抗生素、注射剂滥用以及药品使用监管不到位、腐败和低效率等现象时有发生。国家药品监督管理局曾采用世界卫生组织的监测和评估方法，发现抗生素的不合理使用问题最为严重。多项研究表明，药品监管透明的缺失让这些现象成为可能并加剧其发生。

医疗服务信息不对称的问题只能通过公开医疗服务信息来解决。政府相关部门应积极向公众提供及时、全面的信息，减少药品安全不良事件，维护人民健康。除此之外，透明的快速发展的动因不仅仅是医疗服务质量提高的需求，信息的公开的目的还在于通过信息使用者的决策来促使公共参与。特别地，信息公开也用于促进透明度和问责制，告知患者医疗服务提供者之间的医疗服务质量差异。这对供方主导市场向需方主导市场具有重大意义，这也是美国近 20 年来的主导内容，医疗服务绩效的测量和公开也越来越重要。

三 药品透明监管实践

为减少信息不对称造成的不合理医疗等行为，促进卫生服务质量提高和公众合理决策，各国卫生政策制定者对医疗服务信息透明进行了较为有益的探索，20 世纪 80 年代中期，美国的卫生保健筹资机构公开报告了全美范围内医院的死亡率，其采用了公开外科医生的手术死亡率信息以期提高其医疗质量，英国的卫生服务质量委员会也要求纳入 NHS（National Health Service）的医院在其网站上公示各医院的卫生质量比较信息，包括手术死亡率，院内感染率及患者体验得分等。目前，越来越多的西方国家将这一做法引入医疗领域，将医疗绩效指标相关报告的公开列入其卫生保健系统的一部分。向社会公开医疗机构、医务人员及卫生保健组织的绩效信息，逐渐成为国际社会通用的防治腐败、促进卫生服务质量改善和指导公众合理决策的卫生政策工具之一。

药品透明联盟于 2007 年开发了多利益集团过程评估工具，此外，世界卫生组织早在 2002 年提出促进合理用药的核心政策和干预措施之一——建立独立的药物信息提供体系，并于 2009 年启动药品良好质量治理项目，通过建设透明、廉洁和可问责的行政程序减少医药行业系统中的腐败，提高优质药的普及使用。在韩国，国家保险审查机构从 2006 年起定期公开医疗机构间的抗生素使用情况。

在我国，2008 年 5 月正式实施的《中华人民共和国政府信息披露条例》标志着政府信息透明有了法律上的保障。近年来，我国政府及有关行政部门也逐渐开始逐渐重视透明在药品监管领域的积极作用，颁发了一系列的文件以规范医疗服务信息的透明工作。在"健康中国 2030"规划纲要中明确指出，要完善国家药物政策，建立药品价格信息监测和信息公开制度；中共中央、国务院在《关于深化医药卫生体制改革的意见》中指出：要加强药品监管，建立信息公开、社会多方参与的监管制度；原卫生部发布的《关于全面推进卫生政务公开工作的指导意见（征求意见稿）》及《关于全面推行医院院务公开的指导意见》中也强调了药品使用环节监管透明的重要性，要求实施住院病人实行费用"每日清"制度，医院每天通过适当方式向患者提供包括药品、医用耗材和医疗服务的名称、数量、单价、金额等使用情况，或提供费用查询服务，出院时提供总费用清单。《院务公开目录（征求意见稿）》以及《医疗卫生服务单位信息公开管理办法（试行）》规定，医疗服务中患者使用的药品、血液及其制品、医用耗材和接受医疗服务的名称、数量、单价、金额等情况，应以提供查询服务或提供费用清单的形式告知患者；《抗菌药物临床应用管理办法》也强调了药品使用环节的监管及透明。我国对医疗信息管理和披露的关注与重视，表明了在我国实施医疗领域信息透明的迫切性和重要性。同时，也为本书提供了强有力的政策支持和契机。

各地方政府如浙江省于 2012 年 2 月 10 日开始实施"阳光用药工程"以促进合理用药。定期向社会公开医疗机构抗生素处方率、注射剂处方率等指标。广东省也进行了类似的政策实践。

甘肃省于 2009 年开始在各级卫生行政部门和医疗机构推行医务人员"四个排队"及医疗机构"八个排队"制度,将医务人员和医疗机构的用药情况每月进行统计、排队、分析评估和公开,并将统计评估结果作为对医疗机构、医务人员考核及不良业绩记录的重要依据。医务人员"四个排队",即医院以科室为单位每月统计医师用药量、抗生素使用量、青霉素占抗生素比例、患者自费药使用量;医疗机构"八排队",即卫生行政部门每月以医疗机构为单位统计医疗机构中医药收入占总收入比例、门诊输液人次占门诊总人次比例、平均住院费用、平均门诊费用、平均单病种(单次检查)费用、平均住院自费比例、大型设备检查阳性率、患者满意率。

四 基层医疗卫生机构合理用药透明监管必要性

基层医疗卫生机构承担着人民群众健康守门人的职责,而基层医疗卫生服务是医疗卫生服务体系的"网底"。基本药物制度的实施,对于降低药品价格和提高基本药物的可及性起到了积极作用,但是,基层医疗卫生机构仍然存在药品使用监管不到位的现象。药品的不合理使用是多种原因综合的结果,如信息不对称、不正当的激励、人群对药品使用的误解等。

医药领域医疗质量透明引起的患者感知及行为变化等研究结论并不一致,且由于方法学限制,结论推广存在质疑。鉴于此,本书需解决的主要科学问题——用药信息透明是否会促进患者信息感知和就医行为改变?行为改变的主要影响因素和重点环节是什么?透明监管制度的基本框架是什么?应用到合理用药领域,其作用机制是否会产生变化?产生作用需要具备哪些条件?针对这些问题都亟须开展研究。

五 研究意义

综上所述,不合理用药现象普遍且严重。但目前透明理论与机制的研究主要集中在商业、网络信息领域。医疗透明监管制度的研究和实践中,也未能从理论上深入探讨其理论基础,发挥作用的机制,以及最佳运行环境等基础性问题,而这些基础性问题恰恰是解决社会领域问题需要重视的方面。而且，由于方法学的局限，医疗透明监管领域有限的研究结论的推广性也存在质疑。在药品监管领域，国内外相关的制度仍然沿袭了传统的监管观念与方式，即强调外在人为、机械强制，在合理用药领域的用药方面的信息公开较少，透明监管制度建设比较薄弱。从研究的角度，药品监管透明制度及机制研究相对缺乏，药品使用透明尚缺乏理论及技术支撑。故本书需要回答的科学问题有：如何构建有效的用药透明监管制度？涉及哪些具体的环节？在用药信息透明监管中，制度作用机制的理论依据是什么？信息的可及性如何？信息的兼容性如何？信息的感知状况如何？行为是否会产生改变？改变程度如何？导致行为最大限度改变的影响因素是什么？

针对上述问题，本书的开展具有如下的理论与现实意义。

理论意义：本书弥补了药品监管领域制度和机制研究的空白，过去的医疗领域透明监管的研究比较分散，不成体系，缺乏用药透明制度及作用机制的系统研究成果。本书将主要运用透明理论及多学科研究方法，结合医疗用药领域的特点，构建药品使用透明监管制度的理论模型，为药品使用透明监管的实践提供理论参考。

现实意义：通过有效的监管透明机制在用药及其他领域监管中的运用，促进信息可及、提高公共管理效率、促进政策目标实现。具体包括：①为医疗机构用药信息公开提供理论依据及技术指导，促进合理用药；②为监管医务人员个体及医疗机构的用药行为提供工具，增加用药质量信息可及，约束其不合理用药行为，促进用药行为进入合理化的良性循环；③减少不合理用药行为带来的卫生资源的浪费及对人民群众生命健康带来的不必要的威胁，增加患者的可获得信息，尊重其知情权，促进患者参与医疗决策，加强医患双方信息沟通，缓解医患矛盾；④为药品监管乃至社会领域监管透明提供理论支撑和方法保证，促进各领域监管体系建设、提高监管效率，为加强政府自身建设服务。

第二节　国内外研究现状

一　医疗领域透明监管：实践及效果

（一）医疗领域透明监管实践

在 20 世纪 80 年代，美国的卫生保健财政管理局为了对国家医疗保险医疗服务机构进行更好的行政监督，对其保险数据进行了分析。分析的主要指标为 1984 年各医疗机构的风险调整死亡率。其中有 269 家医疗机构被评为"离群值"，这些医疗机构中大约有一半的医疗机构的风险调整死亡率比期望死亡率低，另一半则高于期望死亡率。在 1986 年 3 月 12 日，美国卫生保健财政管理局将这些数据通过新闻发布会和新闻稿的形式对外公开。这一发布的信息被称为"死亡名单"，受到了当时记者和卫生专业人员的广泛关注，这一措施也一直持续到了 1992 年。同期，美国纽约采用了一项公开开展"冠状动脉旁路移植术"的医院及外科医生的质量信息以帮助患者进行合理的就医决策的政策活动。公布的主要信息包括：疾病的风险因素、实施该手术的医院及医生的患者死亡率排名以及疾病的主要并发症。这些信息均由纽约卫生行政部门负责收集、分析统计以及发布。这之后，美国的其他州也开始采用类似的措施。如美国俄亥俄州克利夫兰市周围的 4 个地区的医院和医生联合成立了一个自发性的"克利夫兰医疗质量选择"组织，定期公布医疗卫生机构的风险调整死亡率、风险调整住院天、剖宫产分娩率以及患者满意度，通过互联网和当地的主流报纸进行公布；加利福尼亚州在 1997 年支持医疗机构自愿公开相关的医疗信息，但从 2002 年开始，则要求政府强制公开这些信息；同样采取这项措施的还有宾夕法尼亚州。2001 年，美国威斯康星州的麦迪逊市的一家雇主采购合作组织"联盟"赞助实施了一项旨在公开医院医疗质量安全信息的项目，其最终发布的报告被叫作"质量计数"，比较了威斯康星州中南部 24 家医疗卫生机构的医疗质量安全信息。其中的评价指标主要包括死亡率和手术并发症两个指标。通过这两个指标对医疗机构进行综合排名。这一报告主要通过报纸、网络、企业雇主对其雇员的分发、图书馆收录、社区团体对社区住户的分发等形式进行分发。另外，其他国家，比如韩国也采取了类似的透明措施，韩国的国家卫生评估计划即为韩国政府主导的透明项目，该项目每 3 年对医疗机构的质量数据进行一次公开，该项目实施的第一个完整周期是 2006 年底，公开指标主要是关于韩国卫生法定义的 3 项医疗服务绩效指标：病人的权利和便捷性、医疗程序和绩效的质量和结构指标中的人力资源和设施等指标。

（二）透明监管实践效果：促进医疗质量的提升

实际上，目前有关医疗信息透明对医疗质量促进效果的研究较少，研究结果也不太一致。基于研究结论，可以分为支持医疗信息透明对医疗质量有促进作用的研究和没有证据表明医疗信息透明对医疗质量有促进作用的研究两大类。

针对美国纽约开展的冠状动脉搭桥术质量报告政策，研究者通过临床数据库系统回顾性收集了 30 家医院实施冠状动脉搭桥术 57187 名患者的就诊信息，发现该疾病的风险调整死亡率由透明干预前的 4.17% 下降到透明干预后的 2.45%；从医生水平上，研究者将外科医生调整后的风险死亡率进行四分位划分，发现医疗信息公开后，医生风险调整后的患者死亡率都有所下降。针对接受该手术的老年患者，研究者也回顾性收集了相关指标数据并与美国的整体水平作比较后发现：公开信息之后，纽约接受动脉搭桥术的患者由透明干预前的 12.5% 下降到透明干预后的 11.3%，且 30 天术后死亡率在干预后下降了 33%，高于全国同期下降水平的 19%，且有统计学差异。

但同时，针对该项透明政策，也有研究者得出不一样的结论。例如，部分研究者对没有公开医疗质量信息的马萨诸塞州 12 家医院的死亡率的数据与采取了医疗信息公开的纽约和北英格兰地区的死亡率相比较，发现马萨诸塞州的风险死亡率在这几年间的变化与纽约和北英格兰地区的风险死亡率相似，由此得出医疗信息的公开能促进医疗质量的改善这一观点还需要更多的证据支撑。同时，其他研究者也通过横断面研究发现，医疗信息公开后的地区的非调整和风险调整死亡率的下降程度与不进行医疗信息公开后的地区相似，因此无法判断医疗信息的公开对医疗质量的促进作用。还有研究者收集了密歇根州和纽约州病人经皮冠状动脉介入治疗的院内死亡率资料，也发现两地的调整院内死亡率并没有显著性差异。

基于俄亥俄州东北部实施的"克利夫兰医疗质量选择"项目，研究者采用回顾性队列研究的方法，收集了基线和项目实施后30家医院的101060名病人的就诊信息，分析发现，自1991年病人风险调整死亡率由7.5%依次降至6.8%、6.8%和6.5%。并且将研究对象按疾病进行分类，通过回归分析发现，充血性心脏衰竭的风险调整死亡率下降了0.5%，肺炎的风险调整死亡率下降了0.38%，且下降具有统计学意义。但同时，也有研究者发现这一干预措施没有起到积极的效果，例如，有研究者将克利夫兰住院患者死亡率与俄亥俄州医院进行比较，发现克利夫兰的住院患者死亡率与俄亥俄州的住院患者死亡率并没有差异。而且，针对公开报告中的5家高风险死亡率的医院，在信息公开后的医疗过程中，调整风险死亡率也并没有显著下降。

基于威斯康星州麦迪逊的医疗质量和安全报告制度，研究者采用实验对照的研究方法，将参与报告制度的24家医院作为干预组（报告向社会和医院内部公开），将威斯康星州剩下的98家医院随机分为内部公开组和不公开组（两个对照组）。研究者收集了项目实施前后各一年的数据资料，发现干预组1/3的机构死亡率下降，内部公开组仅有1/4的机构死亡率下降，而不公开组下降的机构仅1/8；同时研究者将基线时医疗机构按照质量高低进行分级，干预组的高死亡率的机构干预后下降更多，且有统计学差异。

除此之外，还有研究者针对美国"健康维护组织"市场中医疗机构自发公开医疗质量信息的现象。回顾性收集了382家机构的数据，将机构分为自愿披露组和不披露组，并根据医疗机构每年质量评价判断四年来机构医疗质量的变化，发现自愿披露组质量综合得分比不披露组高0.73个单位，差异有统计学意义。基于商业保险计划，有研究者回顾性地收集了美国400多项商业保险计划的资料并将商业保险公司分为两类，信息公开类和信息不公开类。研究发现，公开信息的商业保险公司覆盖的人群的青少年免疫率和乳腺癌筛查率等8个指标均高于信息不公开类商业保险公司。因此作者得出结论，那些测量自己医疗质量指标并公开的医疗保险公司更倾向于改善其医疗行为。在韩国的类似研究也对剖宫产率信息的公开对韩国剖宫产的影响进行了分析，研究者回顾性收集了该项政策实施后四个时点的数据，采用时间序列分析得出不断公布剖宫产死亡率的数据能降低剖宫产死亡率的观点并没有得到证实。

（三）透明监管实践效果：促进患者的就医选择

针对医疗透明监管实践促进患者的就医选择的研究大多集中于美国的卫生保健财政管理局开展的医院死亡率排名和美国纽约采用的"冠状动脉旁路移植术"医疗质量信息公开项目。

有研究对美国的卫生保健财政管理局所进行的医疗机构风险调整死亡率的信息公开对患者的医疗服务利用的影响进行了研究，研究的基本假设为死亡率高于期望值组的服务量将下降、死亡率等于标准值组的服务量将不变、死亡率低于标准值组的服务量将上升，但文章研究结果与预期并不相符，各个组别的服务量水平均没有明显的变化。也有研究结果显示，在信息公布后的第一年里，死亡率为期望值两倍的医疗卫生机构，其每周的患者数减少1，影响较为微弱。针对"冠状动脉旁路移植术"医疗质量信息公开项目，也有大量文献对其产生的效果进行研究，但研究表明，干预之后，不管医疗机构被评为高死亡率医院或者低死亡率医院，其信息公布前后的手术量均没有发生变化，医疗机构的公开死亡率排名与其服务量并不存在联系。有研究者采用时间序列回归的方法，发现信息公开对患者的选择只在短期内产生了很有限的效果，并且仅在白色人种的国家医保患者中有一定的作用。基于电话调查的形式，研究者发现，大部分人对这一公开的信息并不知晓，且也只有很少的人认为这一公开的信息对其手术提供者的选择有影响。以上负性结果均显示了这一干预措施并未起到引导患者就医选择的预期作用。但也有研究得出了截然相反的结果，例如，有研究者在排除了医疗保险参保人群（这些人群的医疗行为受保险因素的控制，并非是自由选择）后发现，排名靠前的医疗机构和医生的医疗服务量增长得更快，并且，排名较好的医生的医疗收入也增长得更快。同时，也有研究者指出，信息的公开存在一定的短期效应，低死亡率的医疗机构的市场份额在信息发布后的6个月内有显著上升。以上的研究均采用了诊疗量这一指标来间接反映患者的行为变化，且得出的结论显示，这一干预措施对促进患者的医疗选择所起的作用都非常有限。

在此后的研究中，研究者开始以患者为研究单位，从微观角度验证信息公开对患者感知的影响。针对威斯康星州"质量计数"这一公开项目，研究者在其公开两个月后发现：31%的研究样本曾经看过、读过或者听说过这一公开的报告，并且对地区医院之间的质量差异感知更明显，在看过这一报告的人群中已经有 30% 的人群与家人或朋友分享过这一信息，39% 的人群也准备分享给亲友，30% 的人群准备与家庭医生分享这一信息。从干预的长期效应来看，研究者依然采用了患者市场份额作为间接指标，结果显示：患者并没有向排名好的医院转移，但是，干预组的患者对于医院的医疗质量好坏的印象较其他组更好，并且这一印象至少可以持续两年。因此研究者认为，公开导致的医疗机构的质量改进可能是出于声誉的考虑，而不是市场份额。

针对韩国的卫生评估项目，也有研究者发现，52%—72% 的被调查者都表达了他们会使用公开医疗信息的意愿，而以下三个因素则会显著影响患者表达的信息使用倾向：患者认为的公开信息是否能有效促进医疗服务质量、信息的可信任度以及对就医的有用性。针对"克利夫兰医疗质量选择"项目，研究者发现，在公开死亡率最高的 5 家医院，其患者数量仅下降了 0.6%，低死亡率的医院也没有患者市场份额的显著上升。除此之外，也有研究者采用实验室研究的方法探索公开医生费用信息是否会影响患者就医决策，但也并没有发现医生费用信息公开会影响患者的医疗利用，也不会降低医疗费用。

实际上，有关公开医疗质量信息对于患者选择影响的研究大多集中在医疗保险领域。美国早在 1997 年颁布的平衡预算法案中就要求所有参与国家医疗保险计划的保险运营者必须报道一系列由国家质量保证协会制定的标准绩效评估指标并向医疗保险和医疗救助服务中心（The Centers for Medicare and Medicaid Services，CMS）公布。保险方的这些指标被统称为医疗保险雇主数据信息集（Health Plan Employer Data and Information Set，HEDIS）。同时，平衡预算法案还要求 CMS 在每年 11 月向参保者提供医疗保险计划的这些信息。实际上，从 1998 年开始，CMS 开始开展独立地对于参保人的年度调查称作"消费者评估健康计划研究"，被调查者会被问及一系列的问题，这些问题主要用来评估他们对于参保计划的各个方面的满意度，包括医生的沟通技巧，以及获得医疗卫生服务的便捷性。但实际上，早在 1995 年 10 月，卫生政策和研究机构（the Agency for Health Care Policy and Research，AHCPR）就成立了一支由哈佛大学领导的研究组并且由兰德公司赞助了一项研究项目，这一项目被称为消费者健康计划评估（the Consumer Assessments of Health Plans，CAHPS）。该项目旨在开发和测试一套能用于收集顾客对其医疗保险计划的客观评价的指标，并探索什么样的信息格式来将这些评价结果公开给顾客，同时进一步评价提供这样的信息是否有利于顾客对于保险方案的选择。基于此，CMS 采用了多管齐下的教育渠道包括：纸质材料、网站、电话热线、信息会议及其他方式来公开这些信息。其中的一个举措是：CMS 创建了一本手册叫作《医疗保险和你》。该手册每年更新一次并且通过邮寄的方式寄送到参保者手中。2001 年和 2002 年的手册均包含了参保者所在地区的大多数保险计划的 HEDIS 得分以及 CAHPS 得分。

针对上述项目对于患者选择影响的研究包括两种形式：实验室模拟研究和现实研究，前者是通过招募被调查者进行集体模拟实验；后者则是基于实际发生的情况进行研究。例如，有研究者就要求被招募的被调查者阅读研究者设定的医疗保险方案的信息并选择其中一个，这些保险计划在花费、覆盖范围、类型、留住医生的能力这几个指标上均存在差异。而对于干预组的被调查则额外提供 CAHPS 调查的质量信息。研究发现在没有提供 CAHPS 信息的情况下，大部分的被调查者倾向于选择覆盖范围较广的保险计划，尽管其费用可能更高；而在提供 CAHPS 信息的情况下，被调查者则倾向于选择质量较高且花费低的保险计划，尽管其覆盖范围不广。但如果保险计划的覆盖范围不广，价格也偏高，质量就不会吸引顾客。因此研究者认为 CAHPS 的质量调查信息可以影响患者的选择。进一步，有研究者提出，消费者实际上在选择不同的保险计划时，是将保险计划看成各种属性的集合。消费者通过比较不同保险方案的属性，最后选出有最大利用价值的方案，实际也就是他们最想要的保险属性的集合。基于这一假设，有研究者采用条件 Logit 分析模型分析发现：质量信息的出现的确可以降低其他保险计划特征对患者决策的影响程度。

基于消费者实际发生的状况，又有研究者进行了研究。例如，有研究者采用了随机试验的设计方法，探索 CAHPS 保险信息的提供是否会影响顾客对保险计划的选择。虽然，从理论假设来看，消费者在收到 CAHPS 信息后，在下一次的保险选择时会有选择排名靠前的计划倾向，但研究者以公开后的实际选择行为作为结果变量，发现公开的信息对于患者的选择行为并没有显著影响。进一步分析，研究者发现，大约只有一半的被调查人群阅读过这一公开的报告，并且调查地区的主导保险计划在 CAHPS 报告中排名较低。而排除者两个因素之后，研究者发现：在阅读过这一公开报告并且没有选择主导保险计划的亚组人群中，其所选择的医疗保险的平均 CAHPS 得分较对照组高。因此，在信息公开的同时，还需要加强信息的传播和参保者教育。

其他的如美国的国家质量保障委员会（The National Committee for Quality Assurance，NCQA），作为一个独立的非营利性组织承担着健康管理行业的监控者的职责。该组织定时收集并发布各种医疗保险的相关信息，通过雇佣者来告知其员工各个可选择的保险方案。有研究者对各个不同的保险计划排名对参保者选择的影响进行了分析，估计了这些信息对参保者的价值，研究发现 NCQA 的保险计划排名信息对顾客的个体选择有影响，对于初次选择医疗保险的顾客，这一效果更明显。其他也有部分研究者采用自然实验的设计方法，研究公开信息对患者选择决策的影响，发现公开的质量信息对患者的选择仍然有影响，但在多数情况下，影响程度较小。如果干预前职工所选择的的保险方案的质量排名较低或者职工为新职员的条件下，其产生的作用相对比较大。

二 透明监管运行机制：理论基础及实证研究

（一）透明监管机制理论基础

透明不是自主产生的，研究者在 2007 年提出了靶向透明的概念，其核心理念可以概括为：一项透明政策，需要利用行政手段来要求相关企业或其他组织收集和定期发布企业与组织的标准信息，以改变信息公开者和信息使用者的行为。在此基础上，透明行动循环模型为当前透明机制研究领域最具代表性的研究。该模型包括五个环节：在透明指令下公开新的信息、信息使用者感知信息并作出结论、信息使用者通过市场行为或机制对信息进行反应；信息公开者根据市场信号作出结论、信息公开者利用市场信号反应以改善产品或服务。该模型为透明监管机制的探究奠定了良好的理论基础。

基于透明行动循环模型的理念，透明监管的运行机制在于政府作用和市场作用的相结合，即政府强制公开公共领域信息，依靠市场力量对公开的信息产生反应。由此可见，靶向透明强调依靠信息使用者对信息的反应来达到目的，强调需要通过信息公开影响信息公开者的行为。

该模型的主要特点有：①循环性，包括公开者、用户和中介之间的信息传递与作用反馈，并由此形成的信息循环链条；②混合性，综合了市场作用和政府作用；③描述性，可以运用成功的个案进行研究，研究结果对完善与解释这一模型具有重要贡献；④探索性，该模型新颖并且在许多领域中的作用能力与作用机制尚未被测试或研究。模型强调政府并不明确要求组织是否、何时或怎样改变行为，它依赖于信息使用者对新信息的反应而产生的市场动机来发挥作用。信息公开程度变化将会改变信息使用者行为，信息使用者行为的改变将会使公开者按照政策制定者期许的方向行动。

只有当公开的信息融入信息使用者每天的决策和行为中，透明政策才是有效的。使信息融入使用者决策习惯的主要条件为：①公开信息的感知价值，能促进信息使用者目标的达成；②公开信息与使用者的信息相容、决策惯例一致，信息必须在一定时间、一定地点以一定形式公开；③信息的可理解性。因此，信息发布后，信息接收者对透明信息的感知与行为改变是透明政策发挥作用的关键环节。透明行动循环模型为构建基层医疗卫生机构患者感知用药信息透明机制奠定了良好的理论基础。

双路径理论指出从信息公开到医疗质量提高是通过两条路径实现的：一条是改变路径，即信息公开后，医生感知到信息，发现或者防止自己处于排名靠后的地位，会主动改善自己的医疗行为，从而促进医疗质量的提高。另一条路径是选择路径，主要来自患者，即信息公开后，患者会选择医疗质量高的医生就诊，这会对医生造成刺激，使其努力改善自己的医疗质量。这两条路径的实现，主要是供方努力维护或提高自己市场份额的动机使然。这个过程可以简单归纳为：公开信息—供方感知到信息—供方产生改善医疗质量的动机（意愿）—最终改善行为。

（二）医药领域透明监管机制研究——基于服务提供者的研究

通常来说，医生面对信息公开措施时的态度、顾虑、行动等反应大多是负面的，例如反感。目前已有的研究主要是通过访谈的形式来研究服务提供者的反应机制模型，研究结论通常具有一定的主观性。从具体的作用机制环节来看，首先医生很少使用公开的信息，主要是因为他们对信息的具体内容、信息的准确性以及信息的影响性等方面存在质疑和不确定性。并且，相对于个人层面的信息，医务人员更倾向于愿意公开机构层面的信息。同时，也有部分研究者发现，为医生提供抗生素使用信息，并不能促进抗生素的合理使用。我国也有研究者对基于信息披露的公立医院政府透明监管进行了研究，建立了 DADES（Disclosure‐Analysis – Dissemination – Evaluation – Sanction/incentive）理论模式，这一模式的关键是透明相关利益群体能够获取各自的信息与报告，信息披露措施才可能发挥作用。国内尚没有学者对透明监管机制如何测量、机制的稳定性等基础性问题进行深入探讨、研究。

（三）医药领域透明监管机制研究——基于公众或患方的研究

透明信息的公开促进使用者的信息使用是透明发挥作用的关键环节，透明发挥作用的关键是消费者感知和使用信息作出适当的决策和行为改变。这一观点强调了患者感知到医疗机构之间存在的医疗质量差异，促进患者更为理性的医疗决策。通过患者的医疗决策促进公众对医疗质量监管的积极参与从而达到监管目标。因此，信息发布后，信息接收者对透明信息的感知与行为改变是透明机制研究的主要内容。同样，在医药卫生领域，医疗机构公示用药相关信息的驱动力之一就是期望通过医疗服务消费者利用信息进而刺激供方提高卫生服务质量，只有公开信息被医疗服务消费者有效的采纳和使用，医疗机构提高医疗服务质量的动力才能维持。

首先，从理论上来说，透明行动循环这一概念模型强调，透明政策只有在其产生的信息与信息使用者和公开者的决策习惯相融时才产生作用。使信息融入使用者决策习惯的主要条件为：使用者对公开的信息可感知，并能促进其目标达成；公开信息与使用者的信息相容、决策惯例一致；信息的可理解性。

在消费者研究领域，透明过程中，有多种因素影响信息接收者感知和使用信息，其中，感知价值是影响信息使用者将信息融入行为决策的一个关键因素，当消费者认为公开信息的感知价值高于获得信息需付出的成本时，消费者会积极地利用信息作出行为选择。所以，研究者指出，顾客的价值感知对其行为倾向有直接影响，感知价值会直接导致向他人推荐或重构行为的产生。影响消费者使用公开信息的另一个关键因素是消费者对信息的感知透明情况，消费者的透明信息感知程度直接影响其行为改变。也有研究者指出，服务质量感知是顾客行为意愿的一个前因变量，且对顾客行为意愿有直接的影响。多个研究发现消费者对公开信息不理解、不信任，认为信息存在数量多、不能及时获得和呈现形式不够直观等透明问题，是导致消费者对公开信息缺乏兴趣和使用的重要原因。除此之外，顾客态度也被认为对消费者行为具有重要的导向和动机作用，是预测消费者行为的重要心理指标。因此，透明机制是一个过程，首先必须有信息的提供或披露，这是透明的一个信号或前提条件；其次，披露信息必须在数量上适中，在质量上具有易理解、易获得、及时和值得信任等特征，在形式上较为恰当易于接受，在内容上与信息使用者有关、对其有用，之后消费者能够感知到信息并认可其价值，最终才会积极地利用信息作出行为选择，当消费者感知信息并使用信息作出医疗决策后透明机制才能发挥作用。

在医疗领域的信息透明实证研究，国外针对患者的研究主要从意识—认知—态度—行为的概念框架下进行。公开信息的内容主要关注医疗质量信息公开，公开信息的主体包括单个医生、医疗卫生机构和医疗保险计划三个层面。

研究者发现患者对医疗质量信息有较大的兴趣，但患者对于信息的使用倾向的研究结论间存在一定的矛盾：一方面，有研究表明，患者在选择医疗卫生服务提供者时将其医疗质量作为重要考虑因素，如我国台湾地区的一项针对患者研究表明：如果患者选择的医生在公开的质量信息中排名靠后的话，他们会考虑更换医生；另一方面，也有研究表明，公开质量信息对患者的就医选择存在局限，这一局限性主要体现在，当医生排名与患者对该医生的期望产生差距时，患者倾向于不更换医生。在实际的医疗决策研究中，有学者认为，患者使用公布信息的可能性并不高。造成这种情形的可能原因包括，患者的信息可及存在障碍导致患者通常感知不到公开的医疗质量信息。除此之外，患者对信息的理解存在障碍，不管是复杂的数据信息形式还是其他形式的信息形式均存在这一问题。由于公开的信息可理解性差，因此在患者实际就医决策中并不适用。虽然该领域的研究较为丰富，但上述研究结论的可推广性仍然存在局限。在相关的研究综述中，研究者对相关研究文献进行评价指出，针对患者决策的研究采用了严格的实验设计或有对照组的干预前后研究设计非常有限。且从透明信息内容来看，大多为医疗保险方案的选择研究，未见专门针对用药信息公开的相关研究。

国内也有学者对相关问题进行过实证调研。甘肃省的医疗卫生机构"四个排队"对医生个体层面合理用药情况进行了排队和公开，"八个排队"对医疗机构组织层面合理用药情况进行了排队和公开。本书针对该信息公开措施进行了患者调研，研究表明，公开的医生质量信息达到了较好的可及性,83.3%的患者表示曾见过,58%的患者认为信息容易获取,大部分患者(71%)是通过医院的公示栏获取信息的。信息的公开对患者的就医选择产生了一定影响,42%患者表示会影响对医疗机构的选择,46%患者表示会影响对医生的选择。对于公开产生的效果,85%的患者表示医生态度变好,69%患者表示医生处方行为变好,80%患者对制度的实施表示满意。也有相关的研究将感知和行为改变的研究深入到医疗服务领域。在相关研究中实证分析了目前我国医疗卫生机构网络信息公开的内容、患者知晓度和满意度,其中以住院患者作为社会公众的代表,结果显示,76.8%的公众很少搜寻医院医疗服务信息,提示我国社会公众主动搜寻政府信息的意识不强;仅有21.5%的人在以往医疗服务信息查询中获得所需要信息,说明政府披露信息受用性不大;部分信息、指标表述过于专业,公众难以理解其真正含义;31.30%的社会公众对政府披露公立医院信息表示满意,住院患者对医院披露的医疗服务信息总体知晓程度比较高,54.12%患者对医院信息披露表示满意。目前信息公开形式和公众(患者)的习惯和接受能力有差距且现有公开信息不完整,实用性不强。还有部分研究者以病人忠诚为基点,研究认为医院服务质量改善,可以提高顾客对服务质量的感知及忠诚,并开展了实证研究。更进一步,研究者实证研究发现病人感知质量直接影响病人满意,并通过病人满意影响病人忠诚,而感知价格对病人满意和病人忠诚都有直接影响,并改变病人的就医选择和行为;感知质量、感知价格、病人满意和病人忠诚构成了病人忠诚模型的核心关系链。

综合来看,以上的研究为基层医疗卫生机构患者感知用药信息透明机制的建立奠定了理论基础,即透明机制运行是消费者感知透明、感知价值、消费者态度及行为倾向各部分作用的结果,但是一些关键性的问题并未得到解答:用药质量信息公开后,消费者的感知透明、感知价值、态度及行为倾向如何测量?消费者的感知透明与感知价值、态度、行为倾向间是怎样的一种作用机制?目前,相关研究还很缺乏,没有确切的定论,而要实施真正行之有效的监管透明措施,必须思考这些透明措施的运行机制是什么、机制在什么情形下能较好地发挥作用等一系列问题。因此,亟须开展透明机制相关研究。

第三节　研究设计

一　研究目标

本书将以透明行动循环模型为理论基础，结合药品使用的特殊性以及透明现状，综合运用文献研究法、类实验设计实证研究方法、扎根理论质性研究方法，从感知透明、信息可及、感知价值、感知风险和态度、行为意愿及行为倾向层面，从患者和医务人员两个角度，建立合理用药透明监管信息使用的模型与运行机制，并验证其有效性，探索透明监管制度在基层医疗卫生机构合理用药领域内作用的机制特点与作用条件，为用药科学监管提供理论支撑。研究成果力求丰富药品使用监管乃至医药卫生领域监管的透明理论体系，深化对信息可及、信息感知与信息反应在监管透明领域作用机理的认识，促进监管透明。主要研究目标如下：

（1）建立以信息可及、感知价值、感知风险和态度、行为意愿为基础的基层医疗卫生机构医务人员（供方）合理用药透明监管制度运行机制模型，验证药品使用透明监管机制稳定性，对机制的有效性进行评估，即透明监管对医生改善处方的实际行为的影响。

（2）建立以感知透明、感知价值与态度及行为倾向为基础的基层医疗卫生机构患者（需方）合理用药透明监管制度运行机制模型，从医务人员门诊量流向的角度，验证机制运行的最终效果，即药品使用信息的公开是否会导致患者对医疗服务提供者选择的改变。

（3）构建透明监管制度的基本框架，结合其在我国基层医疗卫生机构合理用药监管领域的作用机制特点，设计适用的基层医疗卫生机构合理用药透明监管制度。

二　研究内容

（一）构建基层医疗卫生机构医务人员合理用药透明监管运行机制模型

1. 构建医务人员合理用药透明监管运行机制理论框架，界定理论框架中的核心元素概念

本书拟建立基于供方视角的基层医疗卫生合理用药透明监管制度运行机制理论框架模型，同时提出相应的假设。此外，通过文献回顾，对

模型中涉及的核心元素进行概念的界定，探索其测量方式，为该机制相应测量工具的初始形成奠定基础。

2. 医务人员合理用药透明监管运行机制的实证研究

根据药品使用透明监管机制理论框架，设计药品使用透明监管机制测量工具。对测量工具进行信度、效度检验的基础上，继续对所获得的测量数据进行分析，实证构建药品使用透明监管机制。评价实证数据构建的数学模型与透明监管机制理论框架的拟合程度。

3. 医务人员合理用药透明监管运行机制的效果评价

本书拟采用逐步检验法、结合倍差法（difference – in – difference, DID）、广义线性模型、广义估计方程、t 检验等方法，评价在透明监管机制作用下透明干预对医务人员的处方行为及行为意愿的影响，以及医生改善处方的行为意愿最终对医生实际处方行为的影响。

（二）构建基层医疗卫生机构患者合理用药透明监管运行机制模型

1. 构建患者合理用药透明监管运行机制理论框架，界定理论框架中的核心元素概念

主要使用文献法与专题小组讨论开展理论研究。根据透明行动循环模型中的内容设计机制的核心要素，拟包括信息使用者信息可及、信息使用者的信息感知、信息使用者的信息反应。进一步利用文献法、专题小组讨论，首先，探索药品信息使用特殊性，开展一般透明监管机制的适宜性研究；其次，设计患者用药透明信息使用机制的核心要素——主要研究用药透明信息可及性、患方感知用药透明信息、患方就医等行为改变；最后，结合以上各行动要素，构建患者合理用药透明监管制度运行机制理论框架模型。同样，通过文献分析，界定模型中涉及的核心元素的概念，并探讨其测量方式，为相应初始量表的构建提供依据。

2. 患者合理用药透明监管运行机制的实证研究

本书拟采用干预实验的方式探索药品使用透明监管机制及其效果，在进行大规模的实地干预前，本书拟采用模拟实验的研究方式，探索针对患者进行透明干预的有效的干预形式，以期在大规模的干预实验时获得更好的干预效果。在实证研究过程中，主要针对构建的患者药品透明信息使用机制框架模型，以及适宜的干预方式开展干预实证研究，以验证机制的有效性。

具体来说，本书将结合文献研究和专家咨询，形成患者感知透明、

感知价值、态度及行为倾向的初始量表；通过预调查对问卷条目进行调整，形成二级量表；在实施用药信息公开模拟试验后，使用二级量表测量患者的感知透明、感知价值、态度和行为倾向水平，运用相关系数法、因子分析法、克朗巴赫系数等方法对量表条目进行修改和删减，使用克朗巴赫系数、结构效度、收敛效度等方法对问卷的信度和效度进行评价，最终形成信度效度较高的最终量表；最后使用实测数据构建结构方程模型以验证研究假设是否成立、理论模型是否可靠和科学，探究基层医疗卫生机构用药质量信息透明过程中，患者对用药质量信息的感知透明、感知价值、态度和行为倾向间的作用机制。

3. 患者合理用药透明监管运行机制的效果评价

从医务人员角度进行分析，假设用药排名高的医生的门诊量份额高。本书拟采用多水平 DID 回归的研究方法，对数据进行适当的处理，以医务人员的市场占有率为因变量（分类化处理）、以医生的用药质量排名（分类化处理）和其他控制因素为自变量，同时控制研究个体所在机构和时间的固定效应，比较干预组和对照组在干预前和干预后不同时段市场占有率和医生用药质量排名之间的回归系数的变化来间接反映患者的就医选择的变化。

（三）基层医疗卫生机构合理用药透明监管制度设计

1. 构建基层医疗卫生机构合理用药透明监管制度基本框架

对相关核心概念进行界定，基于 DADS 模式、透明行动循环模型及靶向透明、IPO（Input – Process – Output）模型构建透明监管制度的初步框架。

2. 透明监管制度在基层合理用药领域的机制特点及条件分析

通过在 Q 市进行合理用药透明监管制度为期一年的试运行，并在实证构建药品使用透明监管机制、验证药品使用透明监管机制稳定性和有效性的基础上，以参与制度的基层医疗卫生机构管理者和医生为研究对象，通过访谈的方式，结合归纳法，系统梳理药品使用透明监管机制运行条件、影响因素等内容。同时，利用扎根理论对访谈资料进行分析，探究透明监管制度的作用机制特点及作用条件，并提出制度改进的方法，以期为基层医疗卫生机构合理用药透明监管制度的完善提供参考依据。

3. 基层医疗卫生机构合理用药透明监管制度的设计

在透明监管制度的基本框架上，结合其在我国基层医疗卫生机构合理用药监管领域的作用机制特点，设计出适用基层医疗卫生机构合理用药透明监管制度。

三　研究方法

（一）合理用药透明监管运行机制理论模型和初始量表形成的设计方法

1. 文献法

通过文献法在中国知网、万方、维普、PubMed、Elsevier Science 等数据库以及借助 Google 搜索引擎，中文检索词包括：透明、透明监管、透明机制、信息公开、态度、感知风险、感知价值、行为意愿等；英文检索词包括：transparency, transparency regulation, transparency mechanism, information disclosure, attitude, perceived risk, perceived value, behavior intention。为保证文献的查全率，在每次检索时根据初步检索的结果及时调整检索策略，检索时间自各数据库建库至今。文献法也主要用于形成测量问卷的初始条目库，主要是关于透明监管机制、机制中涉及的核心概念的测量方法。

2. 专题小组讨论法

针对合理用药透明监管制度运行机制理论模型和量表形成的部分。专题小组参与人员主要为对药物政策与管理非常熟悉且有一定理论与实践基础的专家，共计 15 人，主要讨论和确定患者感知透明、感知价值、态度及行为倾向的内涵，咨询他们对问卷的理解和建议，从条目的可阅读性、易理解性及对维度的代表性等方面逐条进行评价和筛选，删除重复、代表性不强的条目，对语义不明确、不易理解及不易操作的条目进行修改和删减，形成初始量表。

（二）初始测量量表的修正方法

1. 专家法

本书通过内容效度指数（content validity index，CVI）来评估测量工具的内容效度。CVI 计算方法：评价为"非常具有代表性"和"比较有代表性"的专家数除以专家总数。保留 CVI 达到 0.78 以上的条目。

2. 预调查

采用初始量表进行预调查，对条目进行修改和完善，形成初始量表。

同时，发现正式调查过程中可能出现的问题，根据调研过程和结果中出现的问题对初始问卷进行修改和调整，形成二级量表。

3. 实证数据收集方法

本书拟采用整群随机抽样的原则，抽取湖北省 Q 市 20 家乡镇卫生院作为调研地点。

2014 年 10 月，采用模拟实验法对 Q 市 20 家基层医疗卫生机构的 609 名患者的感知用药信息透明情况进行调查。为保证问卷调查质量和被调查者配合，调查者会提前告知患者完成问卷调查会赠予一份小礼品。模拟实验流程如下：首先将卫生院及医生的用药质量排名信息、抗生素注射剂合理使用小常识以 A3 纸张形式提供给被调查者，向其解释是卫生院准备公开的信息，并给予充分时间阅读；之后，向患者说明信息拟公开的形式为彩纸打印张贴在宣传板上，公开的位置为卫生院的大厅或收费处，信息每个月更新一次，并向其展示排名纸张张贴在宣传板上的照片；最后，请被调查者根据看到的用药质量排名信息、合理用药小常识以及模拟的场景填写调查问卷，进而收集被调查者对用药公开信息的感知透明、感知价值、态度和行为倾向情况以及个人基本信息（性别、年龄、学历、健康状况、年收入、是否首次来医院就诊等信息）。向患者公开的用药质量排名表共包括两部分信息：①20 家卫生院的用药质量排名；②患者所就诊卫生院的所有医生的用药质量排名，计算用药质量排名信息所需数据均来自 Q 市卫生局 20 家基层医疗卫生机构的处方信息系统。卫生院和医生的用药质量排名指标均包括：抗生素处方率、注射剂处方率、次均门诊费用、次均住院费用。

4. 测量工具验证方法

使用二级量表，对 Q 市基层医疗卫生机构就诊患者进行现场调查。主要采用克朗巴赫系数法、相关系数法、因子分析法等方法对数据进行分析，筛选和删除独立性、代表性、相关性比较低的条目，形成最终量表。

（1）信度检验。主要通过克朗巴哈系数和相关系数法检验测量工具的信度。首先计算每个条目与其所属量表总分的相关系数并作统计检验，保留与其所在量表相关性高且与其他量表相关性差的条目。综合文献建议，将克朗巴哈系数的参考范围归纳如表 1 - 1 所示。

表1-1 信度的参考值

Cronbach's α 值范围	可信度
$\alpha < 0.3$	不可信
$0.3 \leqslant \alpha < 0.4$	勉强可信
$0.4 \leqslant \alpha < 0.5$	尚可信
$0.5 \leqslant \alpha < 0.7$	一般可信
$0.7 \leqslant \alpha < 0.9$	比较可信
$\alpha \geqslant 0.9$	非常可信

确定的 α 值可接受下限为 0.7。α 系数大于 0.7 则说明工具具有较好的信度。此外，还进一步从内部一致性的角度对条目进行筛选。

Cronbach's α 的计算公式为：

$$\alpha = \frac{p}{p-1}\left[1 - \frac{\sum \sigma_i^2}{\sigma_r^2}\right] \tag{1-1}$$

其中，p 为因子指标的个数（$p=2$），σ_i^2 为第 i 个指标的方差（$i=1$，2，$\cdots$，p），σ_r^2 为整个因子的方差。

（2）效度检验。本书将使用探索性因子分析和验证性因子分析两种分析方法。首先检验数据是否适合进行因子分析，判断标准为 KMO（Kaiser – Meyer – Olkin）和巴特利特（Bartlett）球体检验。

数据满足因子分析条件后，采用探索性因子分析法来分析和调整问卷的结构效度，根据"特征根大于 1"和"最大特征根之和占总特征根之和的 70% 以上"两个法则，确定潜在因子。通过因子负荷值及累计方差贡献率来反映问卷的结构效度。如果探索性因子分析提取的公因子与理论模型一致，且各个项目在其相应变量上的因子载荷值都大于 0.5，交叉变量的因子负载没有超过 0.5，累计方差贡献率大于 70%，则说明因子的结果清晰，数据效度较好。反之，则在理论依据的指导下，当一个条目在各公因子上的因子载荷小于 0.4 时删除该条目。当一个条目同时在多个公因子上的因子载荷大于 0.4 时，删除该条目，再一次进行因子分析。

收敛效度是指测量相同潜在特质的题项或条目会落在同一个因素构面上，且题项或条目间所测得的测量值之间具有高度的相关。根据潜在变量的各题项的标准化因素负荷量计算平均变异抽取量（Average Variance Extracted，AVE）和组合信度（Composite Reliability，CR）来反映收敛效度。如果 AVE 和 CR 不能满足要求，可以根据理论基础，删除因子载荷比较小的条目，使 AVE 和 CR 满足研究需要。

AVE 和 CR 的计算公式为：

$$AVE = \frac{\sum \lambda_i^2}{(\sum \lambda_i^2) + (\sum (1 - \lambda_i^2))} \qquad (1-2)$$

其中，λ_i 为标准负载，AVE 测量的是因子解释的方差与测量误差解释的方差的比率，一般要大于 0.5，表示因子解释了大部分的方差。

CR 即组合信度，一般要大于 0.7，其计算公式为：

$$CR = \frac{(\sum \lambda_i)^2}{(\sum \lambda_i)^2 + (\sum (1 - \lambda_i^2))} \qquad (1-3)$$

整个测量工具开发流程见图 1-1。

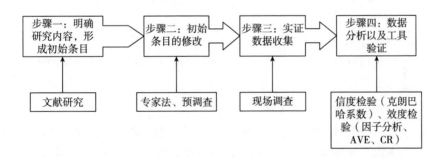

图 1-1　测量工具开发流程

5. 质量控制方法

首先，在设计阶段，确保充分查阅了透明、价值、态度和行为等研究领域的相关资料，尤其是基础比较好的国外研究，确定基层医疗卫生机构医务人员和患者感知用药信息透明机制的关键环节和理论概念、构建理论模型、形成问卷的内容框架和条目。问卷经过专题小组成员的多轮论证，确保了问卷条目的易理解性、代表性和可操作性。问卷经过条目池筛选、预调查，形成代表性、区分度较好的问卷。

其次，在调查阶段，所有调查员统一进行培训，充分解释和说明量表中各条目的内涵，统一口径，使调查员对条目的理解和解释能做到统一和标准化；进行一对一现场模拟，由一名调查员扮演患者，另一名调查员进行调查，在模拟过程中发现可能出现的问题，制定相应的解决方法，对调研流程和注意事项进行总结，制成调查人员工作手册。

（三）机制构建方法及效果评价

1. 结构方程模型

利用收集到的实证数据验证事先提出的理论假设，如果模型的拟合度不高，则在理论基础的指导下对模型不断修正，直到模型可以接受。采用绝对拟合指数和相对拟合指数对模型拟合情况进行检验。拟合指数推荐值见表1-2。

表1-2　　　　　　　　结构方程拟合指数推荐值

拟合指标	χ^2/df	RMSEA	GFI	AGFI	CFI	NNFI	IFI
推荐值	<3	<0.08	>0.8	>0.8	>0.9	>0.9	>0.9

2. 透明监管干预实验设计

在基线模型数据调查后，将Q市20家乡镇卫生院随机分为两组——干预组和对照组，每组10家乡镇卫生院。对干预组的10家乡镇卫生院进行药品使用信息透明监管干预。

收集20家乡镇卫生院辖区服务常住人口数、核定床位数、医生数、年门诊人次、年住院人次、机构年收入、药品收入占机构年收入的比例、医生平均月收入、每年合理用药培训次数九个指标。

根据这九个指标计算20家乡镇卫生院的TOPSIS（Technique for Order Preference by Similarity to Ideal Solution）值，根据TOPSIS值由高到低进行排序，并进行编号，即1号至20号乡镇卫生院。将编号相邻的两家乡镇卫生院（如1号和2号）归为一对，一共形成10对。

最后，通过抛硬币的方式把每对乡镇卫生院随机分到两个组（见表1-3）。

表1-3　　　　　　　　研究机构基本情况（2012年）

特征	对照组	干预组
样本量	10	10
服务人口（10000）	4.04（1.80）	3.83（1.43）

续表

特征	对照组	干预组
核定床位数	65.60（19.61）	60.00（21.73）
医生数量	28.30（7.42）	26.30（8.54）
年门诊人次	50199.60（29236.49）	49108.20（23171.97）
年住院人次	1348.60（499.95）	1482.20（703.11）
年药品收入（10000）	188.87（100.01）	150.78（49.66）
药品种类	307.60（145.97）	377.10（172.55）
药品收入占总收入的比例（%）	35.73	25.42
医生年收入（1000）	22.46（8.90）	27.01（8.94）

注：除特殊说明，数据均以百分比或者均值（标准差）的形式显示。上述数据为研究机构2012年情况。

具体的干预措施见第二章"基层医疗卫生机构合理用药透明监管制度框架设计"第四节"基层医疗卫生机构合理用药透明监管制度的实施"部分。

3. 机制运行效果评价：透明干预对患者就医选择影响的 DID 分析

根据本书假设，总体上用药信息公开可以促进患者就医行为的改变，从医务人员角度进行分析，假设用药排名高的医生的市场占有率也高。本书拟采用多水平 DID 回归的研究方法，以医务人员的市场占有率为因变量、以医生的标准化排名和其他控制因素为自变量，同时控制研究个体所在机构和月份的固定效应，比较干预组和对照组在干预前和干预后不同时段市场占有率和医生标准化排名之间的回归系数的变化以此间接反映患者的就医选择的变化。

（1）研究设计。研究采用了有平行对照的前后测量设计（pre-post quasi-experiment）的实验方法，研究数据为对照干预组干预前后的面板数据（panel data）。为了调查本次透明实验干预对医生门诊数量的影响，我们调查收集了本次实验点地区的所有 20 家基层医疗卫生机构处方医生在干预后四个月的处方数据和门诊数据。为了消除随时间变化的不可测或可测的因素对实验结果带来的偏倚，本次研究采用了干预前一年同样时间节点的医生门诊数据作为研究中干预前的数据。

由于本次实验采用的公示方式是每月月初公布上月医生的用药数据，

因此每个月医生药品质量排名分别对应下月该医生的门诊病人数量（见表1-4）。

表1-4 医生的排名信息与门诊量时间的对应

干预前/后	公示时间（年月日）	排名数据 来源时间（年月）	对应医生门诊量 时间（年月日）
干预前	—	2012年7月、8月、9月	2012年9月10日—2012年11月9日
	—	2012年10月	2012年11月10日—2012年12月9日
	—	2012年11月	2012年12月10日—2013年1月9日
	—	2012年12月	2013年1月10日—2013年2月9日
干预后	2013年10月9日	2013年7月、8月、9月	2013年10月9日—2013年11月9日
	2013年11月9日	2013年10月	2013年11月10日—2013年12月9日
	2013年12月9日	2013年11月	2013年12月10日—2014年1月9日
	2014年1月9日	2013年12月	2014年1月10日—2014年2月9日

（2）数据收集与处理。该研究共采用了两种来源的数据。研究旨在调查医生的用药透明信息排名是否会影响医生的门诊量从而间接反映患者对透明信息的使用情况。医务人员的门诊数据通过医院信息系统数据计算得出，主要为医生所在的乡镇、医院、科室以及医务人员特定时间段的门诊量。医务人员的基本社会特征包括：性别、年龄、工作年限、教育程度、职称、收入水平部分的数据通过问卷调查获得。由于医生的门诊数据通过信息系统直接导出计算，因此，并不存在缺失状况；医生的基本情况数据如有缺失，则通过电话、二次调查等方式补全。

（3）研究变量。本次研究的原始变量是医务人员市场占有率即某时间段内医生的门诊量/该时间段该机构该医生所在科室的所有门诊量×100%。但由于医院的科室人数存在差异，即不同科室的量纲不同，所以不宜使用原始数据进行直接建模。因此本书在参考其他类似研究所采用的方法基础上，对这一原始结果变量采用了分类化处理，形成两个二分类指标：

$Y1_{it}$：医生 i 的门诊量在时间 t 上是否排名于其科室医生的前1/3；

$Y2_{it}$：医生 i 的门诊量在时间 t 上是否排名于其科室医生的后1/3。

本书主要的解释变量是医生在相应时间的用药质量排名，本书采用了同样的方式对医生排名的原始数据进行了分类化处理：

$X1_{it}$：医生 i 的指标排名在时间 t 是否属于其科室的前 $1/3$；

$X2_{it}$：医生 i 的指标排名在时间 t 是否属于其科室的后 $1/3$。

根据医生在三个不同公示指标（医生的抗生素使用率排名、注射剂使用率排名和处方费用排名）的排名，共生成三个不同的 $X1_{it}$ 和 3 个不同的 $X2_{it}$。

Post 是一个反映干预时间前后的哑变量，其中 0 代表干预前，1 代表干预后；

Treat 是代表干预对照组别的一个哑变量，其中 0 代表对照组，1 代表干预组。

（4）实证研究方程。对于三个不同的 $X1_{it}$ 变量，分别建立如下方程：

$$\text{logit}(\pi(Y_{1it}=1)) = \beta_1 \times Traet + \beta_2 \times Post + \beta_3 \times Post \times treat + \beta_4 \times$$
$$Traet \times X_{1it} + \beta_5 \times Post \times X_{1it} + \beta_6 \times Post \times treat \times$$
$$X_{1it} + \beta_7 \times X_{1it} + \nu_i + \eta_i + \lambda_t + \varepsilon_{it} \qquad (1-4)$$

$$\text{logit}(\pi(Y_{2it}=1)) = \mu_1 \times Traet + \mu_2 \times Post + \mu_3 \times Post \times treat + \mu_4 \times$$
$$Traet \times X_{2it} + \mu_5 \times Post \times X_{2it} + \mu_6 \times Post \times treat \times$$
$$X_{2it} + \mu_7 \times X_{2it} + \eta_i + \mu_t + \varepsilon_{it} \qquad (1-5)$$

其中，ν_i 一系列不随时间变化的医生的特征变量，η_i 和 λ_i 分别代表医生所在乡镇和时间的固定效应，eis_t 是误差项。其中交互作用项 $Post \times treat \times X_{2it}$ 的系数 β_6 为本次干预研究的净效应。

4. 机制运行效果评价：透明干预对医生处方行为及行为意愿影响的 DID 分析

以具有处方权的医生作为调研对象，对药品使用透明监管机制的有效性进行评估。

（1）资料收集。本阶段研究需要收集三类数据：医生的处方数据、医生的行为意愿得分、医生个人基本情况。本书收集了 Q 市 20 家乡镇卫生院具有处方权的医生干预前 12 个月（2012 年 11 月 1 日至 2013 年 10 月 31 日）和干预后 12 个月（2013 年 11 月 1 日至 2014 年 10 月 31 日）的全部处方数据。

（2）分析方法。本书采用逐步检验法（Causal Steps Approach）来验证行为意愿的中介效应，及信息公开影响医生的行为意愿，行为意愿最终影响医生实际处方行为。共包括三个回归方程，具体如下：

$$Y = i_1 + cX + e_1 \qquad (1-6)$$

$$M = i_2 + aX + e_2 \tag{1-7}$$
$$Y = i_3 + c'X + bM + e_3 \tag{1-8}$$

这里的 Y 代表结局指标（抗生素处方率、注射剂处方率、处方费用）；M 代表了中介变量，在本书中是指行为意愿（得分范围为1—5）；X 代表了自变量（透明干预措施）；i_1、i_2 和 i_3 指的是截距；e_1、e_2 和 e_3 代表了残差。

逐步检验法共包括四个步骤。首先，方程（1-6）中的 X 对 Y 具有显著性的影响，即透明干预对处方指标具有显著性影响；其次，方程（1-7）中的 X 对 M 具有显著性影响，即透明干预对医生的行为意愿具有显著性影响；再次，方程（1-8）中的 M 对 Y 具有显著性影响，即医生行为意愿对实际处方指标具有显著性影响；最后，方程中系数 c 的绝对值要大于系数 c'，即如果方程自变量中包括中介效应变量（行为意愿），那么中介效应变量会降低原有自变量（透明干预）对结局指标（处方指标）的影响程度。

对于方程（1-6）和方程（1-8），采用广义线性模型（Generalize Linear Model，GLM）构建回归模型。数据最小分析单位为处方。考虑医生层面的集群效应，将医生哑变量化，计算医生层面稳健的标准误。

对于方程（1-7），本书采用广义估计方程（Generalized Estimated Equation，GEE）构建回归模型。数据最小分析单位为医生层面。因变量为行为意愿。

回归模型对医生的个人基本特征和患者的个人基本特征加以控制。此外，采用倍差法（DID）来评价自变量（透明干预）对因变量（处方指标）的影响，以控制时间和基线不可比对最终结果的影响。倍差法在回归模型中引入一个交互项，即时间变量（干预前"0"，干预后"1"）与组别变量（对照组"0"，干预组"1"）的乘积。

（四）合理用药透明监管制度作用特点与条件的质性研究

1. 研究出发点

透明监管制度的作用是一个复杂的、动态的过程，在本质上具有一致性，然而其在多领域的应用显示了专业分工不同所带来的特异性。透明监管制度能够完全发挥其制度作用的重要因素之一就是要根据其所在领域的不同，根据其制度作用特点及作用条件的不同进行相应的调整。对这一问题的研究，我们希望能够尽量真实细致地对制度作用特点与条件进行还原与建构，提供合理用药透明监管制度的设计依据。因此，研究者确定了定性研究作为本次研究的手段和工具。

2. 资料获取方法：半结构化访谈

研究者对参与试验项目的基层医疗卫生机构管理者及医生进行半结构式的深度访谈，了解参与其中的当事人对制度的看法与反应，同时，医生和管理者作为制度发挥作用的重要角色，其看法与行为构成了制度作用特点与条件的重要部分。

（1）访谈提纲。在研究准备与设计阶段，根据本次研究的目的与研究问题，研究小组经过数轮讨论拟定了初始访谈提纲及针对访问者的访谈指南，并于2014年7月进行了第一轮访谈。为了能够更加深入有效地通过访谈挖掘信息，增加理论饱和度，经研究小组成员多次讨论，对初始访谈提纲进行了修改和细化，形成新的用于2014年10月进行第二轮访谈。访谈提纲见附件1。

（2）访谈对象。在本次研究中，由于人为设置试行制度，所以采用目的抽样法和滚雪球抽样法进行抽样，根据研究的目的，选择样本时考虑访谈对象的职位、接诊量、抗生素与注射剂使用情况等因素进行目的抽样。自2014年7月至2014年11月期间，研究者对Q市十家基层医疗卫生机构管理者和医务人员进行访谈，共计41名被访谈者。

（3）访谈地点及环境。在为期一年的干预中，研究组成员以每月一次的频率张贴合理用药信息，并将数据更为翔实的版本面对面地以书面形式反馈给机构管理者和医务人员，在这种定期的接触中增加双方的熟悉感，并以日常聊天的形式与拟访谈对象进行相关话题的试探性交流，加深访谈对象对其经验的印象和深入思考，为其同意接受访谈并拉近心理距离做铺垫。

在取得访谈对象同意之后，由访谈对象确定访谈场所。原则上应尽量选择无人打扰的场所环境进行访谈，在实际操作中，对管理者的访谈均在其办公室内完成，访谈时除受访者及研究人员无其他人在场，对医生的访谈则由于医生时间紧张，加之不断有患者就医行为发生，部分医生的访谈在诊室完成，但其过程中排除了访谈双方以外的人在场。

（4）访谈的实际开展。访谈前，研究者向访谈对象简要介绍访谈目的与话题，并说明录音的需要，征得访谈对象同意之后开始访谈。本次研究采用半结构式访谈，研究者根据事先准备的访谈提纲进行提问。

3. 访谈资料的整理和分析：扎根理论

（1）访谈资料的整理。访谈录音资料均在访谈当天进行初步整理和备份工作，每份访谈资料按照"机构—职位—访谈顺序"进行编码，如"HH－D－01"表示在 HH 机构访问的第一位医生。访谈录音由三位研究人员在最短的时间内进行文字转录。文字转录中采取逐字逐句转录，无删减或改动，录音时长共计 1020 分钟，转录为文字数共计 195676 字。转录过程中由三位研究人员互相对录音与转录文字进行核对以保证质量。访谈对象的基本信息录入 Excel 2010 进行整理，访谈文字信息转为 txt 文字稿，并归档 RQDA 软件的数据库中备下一步分析。

（2）访谈资料的分析。扎根理论（Grounded Theory）是一种被誉为"定性革命"先声的研究方法。在其出现之前，社会科学研究领域存在一种比较普遍的现象，即理论研究和实证研究存在严重脱节的问题，从事理论研究的学者强调对纯粹理论的探讨，而从事实证研究的学者则停留在描述实施经验的层面。

扎根理论分析在于从经验资料的基础上生成，发现或者建构理论，这种理论也即对某种过程或行动的统一的理论解释。

扎根分析的基础是丰富的经验资料，本书的经验资料来源于参与试验项目的基层医疗卫生机构，对参与者在为期一年的试验项目中的实际经验材料进行扎根分析。本书对访谈资料的分析依据 Strauss 和 Corbin 在1990 年提出的扎根分析系统化三级编码方法，由三名研究者对资料进行逐级编码，从资料中产生概念；通过不断对概念与资料、概念与概念、资料与资料进行比较，然后根据资料与概念之间的相关关系提炼出有关的类属及类属的维度和属性；发掘核心类属，在此基础上对理论进行建构。

本书应用 RQDA 软件对资料进行整理及编码分析。该软件是一个开源的定性分析软件，可供研究者对文本资料进行逐字逐句编码并对编码进行分组化管理。

（3）基于扎根理论的访谈资料的三级编码。①开放式编码。开放式编码是扎根分析三级编码的第一步，其目的在于让一系列与研究相关的概念与范畴从深厚的资料中浮现出来。这些概念与范畴将成为研究最终理论建构的基石，因此在开放式编码阶段形成的概念应当是饱满的，这些概念的属性与维度都应当被阐释。

在这一阶段，研究者将所收集到的 Q 市 41 名管理者和医务人员的访谈资料进行逐句分析，将原始资料打碎之后通过逐步的标签化、概念化提取概念，在此基础上，将某些具有相似或相同特质，或者在一起可以解释某种现象的概念进行归类，形成更为抽象化的范畴，即更高层次的概念。

②主轴编码。在开放式编码阶段，通过对资料的层层提炼，我们将初步获得一定数量的范畴。研究中涉及的概念与事件会得到抽象与阐释，在主轴编码阶段，范畴与范畴之间的联系，包括范畴之间在其概念层面的联系将会得到进一步分析。在这个分析阶段，不会对每一个范畴进行深入分析，存在对某一些范畴的扬弃。研究者根据最初确定的研究问题，将选择一定数量的主范畴进行分析，研究围绕这一主范畴的副范畴具有怎样的关系，依据 Strauss 和 Corbin 提出的典范模式进行主轴编码，询问有关因果、条件与互动、策略与过程的问题，使每个主范畴所代表的现象得到充分的阐释。

③选择性编码。通过前期的开放式编码和主轴编码，研究者对原始资料、概念、范畴以及范畴之间的关系已进行不断的比较和分析后，将发展出较为成熟的概念，并对主范畴和副范畴之间的关系进行初步的探讨。在此基础上，研究者进入选择性编码阶段。围绕着"核心范畴"，用所有原始资料及开发出来的概念、范畴、联系来说明现象，也就是开发故事线，并对核心范畴继续开发，使其更加完备，在这个过程中事件的脉络被梳理，作用细节被厘清。

4. 提高研究效度和信度的措施

在定量研究中信度指的是可信赖程度和一致程度，效度指的是真实程度，代表了概念与资料之间的桥梁，反映了是否能够用接近研究对象生活经验的方式来描述事件。本书中也尝试用多种方法来提高研究的信度和效度。

（1）访谈技巧的训练与应用。扎根理论分析是以可靠的经验资料作为基础的理论建构方法，因此获得高质量的访谈资料是提高研究信度与效度的关键之一。正式访谈之前，参与访谈的研究人员统一阅读与学习了访谈技巧的书籍与文献，并且进行了数轮模拟访谈以提高对访谈技巧的应用，主要包括：访谈开始时的话题引入，访谈过程中的有效聆听、期待式停顿与原话重复、技巧性追问等。为了在访谈中能够就关键信息点进行有效追问，供访谈者采用的访谈指南中采用了"问题束"形式的追问问题提示，但在实际访谈中追问不仅仅限于这些问题，根据受访者的回答进行灵活的调整与追问。

（2）提高研究者理论敏感性的措施。在研究准备阶段，参与编码的研究员阅读了一系列"无关文献"，包括扎根理论研究的方法学文献、定性研究方法文献、社会学理论相关文献等，这些文献虽然没有指向研究问题，但可以帮助研究者开阔视野，增加理论敏感性。在编码过程中应用 Flick 提出的基本问题编码策略来进行密集编码，以尽量挖掘材料中的概念。基本信息编码策略见表 1 - 5。

表 1 - 5　　　　　　　　　　用于编码策略的问题目录

问题词	问题
什么（What）	这是关于什么事情? 提到了什么事件?
谁（Who）	涉及了什么人? 他们扮演什么角色? 他们之间的互动是怎样的?
如何（How）	事件的哪些方面被提到?
时间（When、How long、Where）	与时间、过程和位置有关: 什么时候发生的? 花费了多长时间? 事件是在什么地方发生的?
为什么（Why）	哪些原因被提出或建构?
目的（What for）	目的是什么?
怎么样（By which）	主要的手段是什么? 事情是如何完成的?

注: U Flick, "An Introduction to Qualitative Research", Sage, 2009, 由本书笔者翻译。

第二章 基层医疗卫生机构合理用药透明监管制度框架设计

第一节 透明监管的概念及其实践发展

一 透明、透明监管与透明监管制度

（一）透明的概念内涵

"透明"一词原本应用于自然科学领域，指物质透过光线的一种物理属性。透明这一概念已经在社会科学领域被广泛采用，如有学者将透明界定为信息的可及性，通常伴随着使在组织外的利益相关者获得信息这一假设。但是，从社会学的角度，信息的交换或将信息提供给公众仅仅代表了信息的披露而非透明。所以，透明不仅包括公开信息的可及，也包括利益相关者的积极参与去获取信息、传播信息及创造知识。

透明为公开信息无虚假、欺骗，容易获取或看到，清晰，易理解以可视性或可及性为特征。目前，较多学者和组织将透明聚焦于信息的质量特征，认为信息的质量特征是透明的重要构成。2005 年出版的《韦伯英语辞典》定义透明为公开信息没有虚假或欺骗、坦诚、容易获取或看到、清晰、容易理解，以可视性或可及性为特征，尤其针对组织操作行为的信息公开。在政府透明研究领域，Kopits 和 Craig 认为，透明是指关于政府行为的信息容易获得、可靠、全面、及时、可理解以及可比较。Sustainability Reporting Guidelines（GRI）制定的可持续性发展报告指南提出高透明的报告内容应是完整的、相关的、中立的、可比较的、清晰以及及时的，对利益相关者有用，且以一定的形式和容易理解的语言向利益相关者公开，以帮助利益相关者作出决策。OECD（Organization for Economic Co‑operation and Development）从政府行为角度定义透明，指

出政府行为等相关信息向公众公开时应满足信息客观、可靠、相关、容易获取、容易理解和及时。当深入到公共卫生领域，O'Malley 等认为，透明与信息发布的质量和时间相关，发布的信息应该真实正确、对特定受众来讲容易理解且以一定的方式及时地呈现以促进受众产生预期的行为，作者同时指出透明是指所有相关的信息交流或可及，必须有正当合法的理由才能拒绝提供信息，以下信息必须向利益相关者公开或交流：与利益相关者的行为决策过程相关；能够帮助利益相关者避免风险或损害；没有令人信服的理由去拒绝提供或修改信息，如危及安全或有机密性。

结合透明度定义文献和透明指南，发现在透明的 37 篇文献中和四个不同组织公布的透明指南中，与信息使用者信息使用相关的信息质量特征是：相关性、完整性、清晰性、可理解性、及时性、易获取性。本书将以上透明特征相关概念进行总结和归纳（见表 2-1）。

表 2-1 与透明特征定义有关的概念

概念	对概念的解释	概念所包括的范围	文献计频
信息有用	信息应该与利益相关者的决策过程有关，并满足利益相关者的需要	信息有用、相关	10
信息清晰	信息提供者以清晰的方式提供信息、便于阅读、方便交流，没有噪声	信息清晰	9
信息易获取	利益相关者容易获取和观察到信息，所有感兴趣当事人可以很容易地找到信息	信息易获取	8
信息及时	信息提供者及时向利益相关者提供信息，保留了足够的时间供其作出决策	信息及时	7
信息理解	信息以适当的语言提供、通俗易懂，目标受众容易理解	信息容易理解	10
信息感知	观察者对透明的主观看法，利益相关者对组织透明度的感知	接收信息、理解信息	7
客户态度和行为	客户满意、客户忠诚、客户信任以及客户良好的行为倾向	态度、行为改变	6

根据以上研究结果，本书界定的透明的主要内涵和特征包括：有用性、完整性、清晰性、可理解性、及时性、易获取性、行为改变。

（二）透明监管政策和制度

在社会学研究领域，分析有效的透明政策时，透明政策可以分为以下四个层级。①自主公开，包括产品或服务的提供者所提供的信息，这些信息并不需要政府强制公开。公开者会自愿公开这些信息来吸引消费者从而扩大市场。②警示信息，这些信息通常都是政府所要求，这些警示信息并不提供详细的风险信息或帮助大众作出更知情的决策。同样，这些信息也不会针对大众对其的反应作任何调整。③有权知晓的信息，基于公民的知情权，例如，公民有权知晓政府及其工作人员是否代表人民利益。④靶向透明（targeted transparency）：为了促进明确的监管目标达成，强制性地由私营或公立机构对特定的、结构化的、真实的信息进行公开，但并不督促信息使用者采取任何特定行为，这些信息通常有特定的格式。靶向透明是 David Weil 和 Archon Fung 所提出的一个适用性更强的概念，指的是当一项政策主张要增加特定信息的信息可及，并且这项政策：①有明确的公共目标；②有明确的信息受众；③明确界定公开的信息是什么；④公开信息有特定的、结构式的格式并在特定的地点公示；⑤有明确的履约机制。当一项透明政策满足以上条件，那么它就是一项目标透明政策。最新的相关研究聚焦于目标透明政策，通过强制性的信息公开和市场调节，使消费者作出理性决策。这一观点主要基于信息可以减少市场低效率，并且消费者可以作出更理性的选择。因此，市场压力将会促使质量的提升。事实上，透明监管强调的是"监管"，监管目的与强制性是其首要特点，以靶向透明为代表。

（三）合理用药透明监管制度

基于以上对透明、透明监管、政策与制度的概念界定与分析，本书的"合理用药透明监管制度"的概念主要结合了"靶向透明"以及狭义层面的"制度"概念。通过学术研究机构和卫生行政部门的参与，对基层医疗卫生机构人员合理用药透明监管的具体办事规程和行动准则进行设计，通过特定的、结构式的信息格式并在特定的地点公示医疗机构医生的用药信息，以患者为主要信息受众，旨在促进患者信息使用以提高基层医疗卫生机构的用药质量，并通过行政部门的行政手段强制实施。

二　透明监管的实践发展案例

（一）美国上市公司信息披露制度

透明监管发源于美国的证券交易市场。20 世纪 20 年代美国的股市崩盘后，为了挽回消费者的信任和增加证券市场的稳定性，美国国会分别通过了 1933 年证券法（the Securities Act of 1933）和 1934 年证券交易法（the Securities Exchange Act of 1934），在这两个文件中明确表示了企业的运营状况等资料需要在证券交易中予以公开。美国上市公司信息披露制度也是基于这两部法律确立的，被认为是目前最为全面和完善的透明监管政策，为美国金融证券市场的稳定奠定了基础，是透明监管制度有效作用的典型。其基本框架是在 1933 年前后初步构建起来的，主要由三个方面的内容组成：认定隐瞒或公布虚假信息为非法行为；信息的披露必须具有持续性，要在定期的报告中对相关信息进行披露；对公布信息内容的具体规定。

自其颁布以来，该制度也随时代要求不断完善，特别是从公布信息的内容来说，实质上经历了从单纯披露硬性信息到增加软性信息披露的过程。在最初的制度实践中，披露信息的内容以硬性信息为主，所谓的"硬性"指的是这些信息能够直接反映公司的财务状况以及经营业绩。而"软性"信息，就是那些不能够直接反映公司的财务状况以及经营业绩的信息，但是能够反映公司在管理方面的表现以及业务能力素质等方面的信息内容。在当时，为了尽量减少投资者因为不能够完全正确地理解披露出来的软性信息从而被误导的情况，软性信息的披露在某些程度上是被禁止的。但是这种对于信息披露内容的倾向性在 20 世纪 70 年代后期发生了一定的改变。在当时，金融市场产生了很多不确定因素包括企业之间的大规模兼并等，想通过单纯的硬性信息判断公司的财务和经营状况已经变得比较勉强，于是之前被忽视甚至禁止的软性信息也加入了强制披露的信息内容中。美国证券交易委员会（SEC）规定上市公司必须披露包括公司管理层的自我交易行为等软性信息。

随着信息披露内容从单纯硬性信息扩展到了软性信息，虽然从信息内容的全面性和严谨性来说是一个趋于完善的过程，但与之相伴的是信息披露成本的增加。在意识到这一问题后，从投资者角度出发的美国政府当局——美国证券交易委员会于 1980 年颁布了 10 - K 表格，并制定了《规则 S - X》。这个表格给信息披露方带来了便利，降低了披露成本，因为这一系列表格将公司需要披露哪些信息内容，以什么样的格式披露都固定了下来，就这样形成了综合信息披露（integrated disclosure）模式。1982 年 SEC 进一步建立了"框架注册"（shelf registration）制度。根据这一制度的规定，上市公司根据相关规定以文件形式提交披露信息，在两年内该公司若想发行证券则无须再行提交信息披露文件。这一制度规定使公司可以根据自身对资金的需求乃至整个市场的状况来灵活选择发行证券的时间。以上两项制度的出台使信息披露方的成本大大减少，这同时也意味着一种监管理念的转变，即不仅仅以投资者利益作为唯一导向，也要将信息披露方的利益纳入考虑的范围。

除以上几点之外，SEC 在透明监管实践中还强调以下要求：①增加易理解性，使用通俗的容易理解的语言，少用专业术语；②公平性：所有投资者应该都可以获得任何应该公开的信息；③实时性：对于导致公司经营情况以及财务状况发生重大变化的信息要能够第一时间进行公开。

从美国上市公司的信息披露体制可以看出，透明作为监管工具可以达到良好的效果，但这种有效性乃至可持续性是建立在对透明监管制度的合理设计和不断完善的基础上的，从抽象的监管理念到具体的披露信息内容都需要精心的设计与组织；反之，透明监管所能发挥的作用则会非常有限，例如，为了应对 20 世纪 80 年代中期大批工厂的关闭和裁员，1988 年美国国会通过了劳工调整和再培训告知法案（Worker Adjustment and Retraining Notification，WARN）。该法案规定雇主需要在关闭工厂和大规模裁员前对被影响的工人提前 60 天告知。该法案希望通过这种形式的信息披露，让工人能够为寻找新工作做准备或者使工会有时间可与雇主进行协商其他解决办法。然而多个研究表明，这一透明监管制度没有有效降低工人的离职成本，对工人在工厂关闭和裁员后是否能迅速找到新工作影响有限。该制度没有达到预期效果，主要原因如下：首先，提供的信息内容存在问题，对工厂倒闭的实践和裁员的范围进行披露，对没有丰富求职经验的工人来说帮助有限；其次，公示信息不及时，60 天的时间对于工会即社团组织来说难以影响雇主改变关闭工厂或裁员的决定，也不能协商出其他解决方法。

（二）透明监管在医疗领域的实践

在医疗卫生领域，透明监管形式丰富多样，如报告卡制度、患者报告、医疗服务提供者报告等，积累了丰富的经验。美国是最早在医疗领域探索透明的国家，Marshall 在对美国的医疗报告卡制度进行总结时提出目前该透明监管制度公开的信息内容大致可分为三类：对组织质量的评估（structural quality measures）如专家数量、医生个体资质、医生个体投诉等;对服务程序的评估(process measures)如预防筛查率等;对服务结果的评估(outcome measures)如术后死亡率、患者满意度等。但由于其信息的披露内容、信息的质量、监管环节等方面存在的缺陷最终使其没有发挥最大的监管作用。意识到这些问题之后,美国的医疗信息公开制度在几十年的发展中也在逐步完善。迄今为止,信息公开已经被作为一项提高医疗质量的机制长期存在。具体的透明监管公开形式见表 2-2。

除美国之外,其他的发达国家也先后构建了医疗领域的透明监管制度。早在 20 世纪 80 年代早期,英格兰和威尔士的部分地区就开始进行医疗绩效信息公开的实践,到了 1992 年,这些数据就已经包含了医院死亡率,但这些数据的公开主要是为了加强医疗管理,而不是为了公众的使用,结果也收效甚微。

到 2000 年底,来自《星期日泰晤士报》的两名记者创建了名为"Dr Foster"的网站,该网站公开了所有的公立医院以及大部分私立医院的绩效数据并且向其他媒体贩卖这些数据。英国国家医疗保险部门也会开展一系列的调查,以期从患者的视角来监督 NHS 绩效。其中一个典型案例就是对心脏病患者的调查,共包含了 194 家 NHS 医院和 84000 多名患者。

澳大利亚在医疗卫生领域的医疗服务提供信息公开的实践并不多见。其中,有两项公开机构层面信息的案例,引起了广泛的关注。第一个是在 1993 年公开的医院死亡率数据。第二次公开是在 1995 年对早产数据的公开。由于数据公开的适宜性问题,这一项目招来了当时医疗服务提供方的批评,且没有证据显示它对医疗服务质量的改善作用。

瑞典的政府主要以不断提升患者的地位为医疗卫生部门改革的原则。基于此,为患者们提供自由就医选择的机会成为医疗政策的核心,但同时,从具体细节来说,也会根据患者的实际经济水平进行适当的约束和限制。提高医疗质量的主要指导意见来源于国家卫生与福利委员会(National Board of Health and Welfare,NBHW)。该指导意见指出,患者在医疗服务方面的需求和期望都应该得到满足,主要通过"计划—实施—评估—提高"这一路径来改善医疗质量。目前,有多家医疗机构自愿注册,这些注册者涵盖了不同的诊断和治疗的专科领域。通过自愿注册,国家医疗服务评估范围不断扩大,这些质量注册者主要由各个地方的当地卫生主管部门来负责管理,并且需要筹集相应的资金。每一家质量注册者都

表2-2 美国医疗领域透明监管形式汇总

序号	报告名称	发布者	开始时间	公开内容	公开形式	发布形式
1	护理之家比较	医疗保险和医疗救助服务中心	2002年11月	19个质量指标，包括指标测量方法和指标随时间的变化；长期住院和后期急性护理人员的测量指标；5个风险调整指标；基于整体质量、护理人数、质量指标等的整体分类结果	星号：远远高于平均水平5星；高于平均值4星；平均值3星；远低于平均值2星；远远低于平均值1星	网站，免费获取
2	家庭医疗保健比较	医疗保险和医疗救助服务中心	2003年秋	包括过程指标和结果指标：日常活动管理；疼痛治疗管理；治疗伤口，预防压疮；防止危急；防止意外住院治疗等	百分比报表	网站，免费获取
3	医院比较	医疗保险和医疗救助服务中心	2005年4月	质量指标包括：照顾措施的过程，照顾措施结果；医学影像的使用；患者体验调查结果；病人安全指标；医疗保险支付金额和数量	表格，图形	网站，免费获取
4	医疗效果数据和信息集	国家质量保障委员会	1991年	健康计划5个领域71个质量指标：医疗有效性，可及性，患者体验，资源利用，健康计划介绍性信息	星号，5个等级	网站，免费获取
5	健康计划的消费者评估数据	医疗保健研究与质量管理局	1998年	主要是患者体验：是否需要医疗服务；是否能够快速地得到医疗服务；与提供者沟通情况；健康计划信息和消费者服务	星号表示质量；条形图表示趋势	打印、网站，免费获取
6	医院的消费者评估数据	医疗保健研究与质量管理局	2005年	与护士的沟通；与医生的沟通；药物解释；提供帮助的及时性；关于康复管理；疼痛管理；清洁度；夜间是否安静	星号表示质量；条形图表示趋势	打印、网站，免费获取

续表

序号	报告名称	发布者	开始时间	公开内容	公开形式	发布形式
7	临床医生和医疗小组的消费者评估数据	医疗保健研究与质量管理局	2005年	在需要时能够预约并得到服务;与医生沟通情况;工作人员是否有趣并乐于帮助	星号表示质量;条形图表示趋势	打印、网站、免费获取
8	纽约州心脏手术报告系统	纽约卫生署	1989年	报道医院和个人30天冠状动脉搭桥术风险调整死亡率	数据、图表	打印、网站、免费获取
9	宾夕法尼亚州心脏手术报告	初级卫生保健组织	1994年	手术数量;30天手术死亡率;7-30天的再入院率;术后住院长度和费用	数据、图表	打印、网站、免费获取
10	加利福尼亚冠状动脉搭桥术报告计划	州健康计划和发展办公室医疗结果中心	1997年	公开手术风险调整死亡率,并每年对机构和医生进行评级	数据、图表	打印、网站、免费获取
11	威斯康星州质量统计	一个大型的雇主购买合作联盟	1999年	手术和非手术不良事件发生率,主要在三个领域:膝关节、心脏手术、母婴保健	用+代表优,-代表劣,0表示平均水平	报纸、宣传册、网站等
12	克利夫兰州健康质量选择报告	克利夫兰健康质量选择联盟	1993年5月—1998年12月	患者满意度、密集病房患者死亡率、住院长度和一些产科绩效指标	图形、表格	打印
13	加利福尼亚州医院结果计划	州健康计划和发展办公室	1993年	报告风险调整结果指标:心血管、感染和急症护理	图形	打印、网站、免费获取
14	美国卫生保健财务管理局死亡率报告	美国卫生保健财务管理局	1986—1992年	报告一些诊断的医院预测死亡率和实际死亡率	数据	打印
15	安大略州心脏报告	安大略心脏护理网络	1999年	报告心脏手术结局指标	数据、图形	打印、网站、免费获取
16	初级卫生保健组织医院效果报告	初级卫生保健组织	1989年	按区划分报告约50个个人层面和医院层面的诊断数据,包括死亡率	数据、图形	打印、网站、免费获取

要选择涉及过程和结局的质量指标来实现他们自己的质量提升的目标。目前,质量注册者的年度报告聚集在国家和区域水平,这些报告接受来自 NBHW 的监督,同时,来自质量注册者的报告结果属于公开文件,但部分特殊医院的结果还没有对公众公开。根据上面的讨论,可知瑞典的透明公开完全不同于美国,但是仍然有很多值得借鉴的地方。

四个国家信息公开的具体比较结果见表 2-3。

表 2-3   四国公开信息内容比较

指标	美国	英国	澳大利亚	瑞典
医疗质量和安全的总体评级				
每一家医院	无	有	无	无
每一家全科医生诊所	无	有	无	无
每一家长期社区护理提供者	有	有	无	无
每一家家庭护理提供者	无	有	无	无
个体医务人员结局指标评级				
医院医生	无	有	无	有
全科医生	无	无	无	无
医院治疗等待时间				
每一家医院	有	有	有	有
医院或者全科医生诊所的患者体验				
每一家医院	有	有	无	有
每一家全科医生诊所	无	有	无	有

第二节　透明监管制度的概念框架研究

一　DADS 模型和 IPO 模型

1996 年,美国哈佛大学商学院的贾纳·E. 赫茨琳杰教授赫构建了DADS(Disclosure - Analysis - Dissemination - Sanction/incentive)模式。该模式提出了信息披露应当遵循四个具有序贯性的主要环节:信息披露(向公众公布准确的,由第三方按标准进行审计的绩效信息)、信息的收集与分析、信息的发布以及对不遵循规则的组织进行惩罚。这四个步骤环环相扣，是缺一不可的统一体，信息披露是所有环节的基础，在此基础上的信息分析使信息发布具有意义，而信息发布是信息披露与信息分析作用的途径，最后的惩罚环节则保障前三个环节的顺利进行。Staikouras 在对欧洲信用评价机构的透明监管制度进行研究时提出，应当在信息向公众公开之前，发布给被公开的机构，给予其一定时间对所发布的信息内容进行申诉。

IPO 模型，即"输入—过程—输出"（input – process – output）模式。Guzzo 和 Shea 于 1992 年提出将之应用于提高团队绩效的管理模式，输入包括团队成员的技能和能力等；过程包括成员的相互作用等；输出包括团队的产品、发展能力、满意度等。

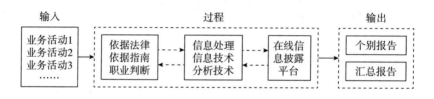

图 2 – 1   非营利组织信息披露的 IPO 模型

注：程博：《非营利组织信息披露系统体系设计》，《情报杂志》2012 年第 1 期。

二   其他概念框架

Geraats 的研究根据中央银行透明政策制定的过程，提出了中央银行透明监管政策设计的概念框架，认为其包含五方面的内容：决策透明，即公布政策目标和组织安排；经济透明，即公开金融政策制定中所使用的经济数据信息；过程透明，即公开金融决策制定的过程；政策透明，即对政策决策的及时发布和解释；执行透明，即公开政策实施过程包括如何控制实施中的问题和解决可能的干扰。在医疗领域，Ellen T. Kurtzman 借鉴质量企业的监管政策提出了通过公开住院病人护理质量信息促进护理质量改善的框架。该框架主要由五个次序的关键部分组成：依据对高质量住院护理的贡献程度给不同护理行为赋以权重；对护士个体的贡献进行量化评估；向公众公开护士的护理绩效；利用可及的、可靠的、有效的电子数据计算并表达护士的贡献；根据护士的贡献对其进行奖惩。

三　透明监管的原则和要求

很多政策制定者和研究者为了确保和提高透明监管制度的有效性，提出了信息公布的要求及应该遵循的其他原则。国际货币基金组织颁布了财政透明良好实践法规（Code of Good Practices on Fiscal Transparency）。该政策首先强调对相关机构与个人功能与职责的清晰界定。其次大众对信息的可及性应该从以下三个方面体现：应该向公众提供过去的、现在的和可预测的未来信息；信息应该以便于分析讨论的方式呈现给公众；应保证信息的发布能够具有及时性。为了保证信息的完整和正确性，信息数据应该符合公认的质量标准，财政行为应该服从有效的内部监督，财政信息需要通过外部审查。Martin N. Marshall 等在研究英美两国卫生领域绩效信息公开及效果的基础上提出，可以通过以下措施最大化信息公开的效果：根据患者的需要裁减信息，使公布的信息充分贴近患者的需求，摒弃患者不需要或者无法利用的信息；扩大信息的范围，将患者决策需要的信息都纳入进来；充分控制评估影响因素，对不同水平机构进行风险校正处理，使机构之间真正可比；确定恰当的需关注的组织层级，是医生个体、科室部门还是医院，根据具体情况而定；提高公众的兴趣；将信息公布与各种激励或惩罚措施结合起来以刺激医院提高绩效。美国政府透明工作组是由 30 个提倡政府透明的行政机构组成，提出政府透明的八个原则以促进信息公开、公众福利和公共资源的有效利用。这八个原则分别是：公开数据的全面性与完整性；公布信息应来自原始而真实的数据，不得夸大或修改；及时公开；信息应最大范围的可及；数据应可自动化处理；信息应无差别向所有人公开；不应有人可独家控制信息；信息具有任何版权、专利。卡特中心也提出了适用于任何文化和行政制度的透明监管政策。其政策强调任何政府和国际组织在公布信息的时候都应遵循如下要求：保证公民平等地获得信息；训练公职官员实践和应用信息访问权限；对公众进行教育使信息得到充分利用；分配必要资源使信息得到有效及时的管理；增加信息管理，便于信息获取；常规化监测与上报；对操作和规范性进行监督。Fung 等学者提出靶向透明的政策理论时，也提出了 10 条使透明监管政策更为有效的原则：提供公众容易使用的信息；增强信息使用者的权利；帮助信息公开方理解信息使用方的行为变化；设计政策时要考虑到信息公开者的利益；保证信息准确和可比性；注重信息的可理解性；信息的分析和反馈；运用制裁；

增强执行力；利用其他监管系统协同作用。

四　对现有研究的述评

对透明监管制度的理论研究可粗分为两大类：一类是对制度的某个构件的研究如制度环节、信息内容等，如 DADS 理论研究的内容聚焦于监管制度的环节，Gerrrats 对中央银行政策的研究集中于剖析其信息维度；另一类是以透明监管制度应当遵循的原则、要求或使制度更有效的建议作为产出的研究，如 Fung 提出的 10 条使透明监管制度更有效的原则等。第一类研究有较为系统的理论和结构，但由于其研究内容的针对性不能反映透明监管制度的全貌，如 DADS 理论涉及的四个监管环节中缺乏对信息公布质量的要求，而这是对透明监管有效与否极为关键的一点；第二类研究从内容上，实际涉及透明监管制度构建的各个方面，但原始研究结果呈现出碎片化的特点，缺乏系统性，如 Fung 提出的 10 条透明制度应当遵循的原则，涉及信息公开的质量、政策理念、结果反馈等多个方面，但结果只是简单地对建议的呈现，并没有进一步挖掘其深层的内涵与联系。这两类研究的结果都亟待通过科学的方法进行整合，以得出具有普遍适用性、良好延展性和丰富内涵的透明监管制度框架。这也是本书的主要目的。

第三节　透明监管制度应用于合理用药
领域的必要性和适用性

根据 WHO 的定义，合理用药可以最大化地保证患者的健康并增加卫生资源的使用效率，因此一直是 WHO 及各国卫生组织密切关注的领域。根据 WHO 在 2000 年给出的报告，全球范围内有 1/3 的患者死亡原因与不合理用药有关，一半数量的处方药的配置和销售是不合适的。不合理用药不仅造成了对患者健康的威胁，也极大地浪费了医疗资源。同样来自 WHO 的报告数据指出，在英国地区平均每年由于不合理用药造成的损失合计约 3.8 亿英镑。

并不是所有政策问题都可以利用透明监管制度达到其政策目标的，Fung 在对美国各领域的透明监管制度进行研究后提出只有符合以下三个条件的政策问题使用透明监管制度会取得良好效果：首先，潜在的信息使用者由于缺乏特定的信息只能作出次优的选择；其次，如果拥有了相关信息，信息使用者有意愿和能力根据信息改变他们的行为；最后，信息使用者的新选择会刺激信息公开者的行为朝政策预期改变。当然，研究者也提出，第三点是最难以达到的，在政策制定的时候可以对信息公开者加以引导和帮助用以补足。

参照该标准对透明监管制度在合理用药领域的适用性进行探讨。目前在我国，合理用药信息的公开并没有得到充分的重视，有研究调查显示，目前合理用药信息公开环节极不完善，鲜有与合理用药相关的信息被系统地公开，信息公开的对象、方式不明确且范围狭窄，患者难以获得有用信息。在这种情况下，大部分患者选择就近就医，而没有办法通过信息的获取达到选择的最优化。患者获取合理用药信息之后有意愿改变其就医行为目前也有证据支持，对于甘肃乡镇卫生院患者进行的调查显示超过六成的患者认为合理用药信息的披露会影响其对医疗机构和医生的选择。目前尚无证据证明患者的新选择会刺激医院的行为朝政策预期改变，但正如前文所说该项在透明监管制度设计时可以加强对医院的引导和帮助予以补足。综上所述，不合理用药这一政策问题是适宜利用透明制度进行监管以取得良好成效的。

中国的不合理用药形势严峻，对其进行监管的政策却仍然停留在单纯依靠行政法规的阶段，远远不能满足实际监管的需要。合理用药问题的自身特点也使其适宜应用透明制度进行监管。目前，透明监管制度已有一定的实践与研究基础，研究者对透明监管的环节、内容、原则等都进行了积极的探索，目前欠缺的就是将这些碎片化的贡献进行整合，以提出更具有系统性的透明监管制度框架。本书将在目前研究的基础上利用扎根分析等质性研究整合方法，构建透明监管框架，并进一步结合领域特征将其应用于合理用药监管，最终形成合理用药透明监管模型。

DADS 模型、靶向透明和 IPO 模型在本质上都是遵循了信息公开传播的基本特质对制度进行设计。使信息在披露方与使用方之间流动，以达到消除两者之间的信息不对称情况，通过公众监管的压力、信息使用方的选择等提高信息披露组织的绩效水平。综合以上三个制度设计的基础上，本书提出了应用于后期试验的基层医疗卫生机构合理用药透明监管制度的初步框架（见图 2－2）：

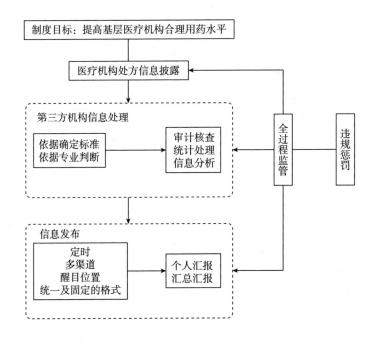

图 2 - 2　基层医疗卫生机构合理用药透明监管制度的初步框架

明确制度目标为提高基层医疗卫生机构合理用药水平；医疗机构处方信息披露给第三方机构，第三方机构依据确定的标准和专业判断对处方数据进行审计核查统计处理和信息分析，形成可供患者使用的合理用药信息，定时地、多渠道地、通过统一及固定的格式进行发布，信息包括个人汇报的信息和汇总汇报的信息。全过程接受监察，如有不遵守信息披露或违规的行为均予以惩处。

第四节　基层医疗卫生机构合理用药
透明监管制度的实施

一　有效合理用药透明监管制度干预的模拟实验研究

（一）研究设计

该部分的目的是为用药透明信息患者使用机制框架模型的干预奠定基础，即通过模拟实验的形式探索几种用药透明信息的呈现形式，确定最有效的干预方式，在此基础上进行实地干预。研究在××市进行实验探索，研究采用对照实验的设计方法，采用数据描述性分析和回归分析方法确定最适宜的实验干预方式。

为了衡量不同用药信息呈现形式对患者信息使用的影响，本书在信息设计中考虑了信息呈现的如下维度：信息负荷大小、信息的数据化或符号化、信息排序与否和是否提供背景信息。这些不同的信息呈现的形式也是目前相关研究认为可能会影响患者信息使用的信息呈现的维度。

本书根据研究目的进行了如下的假设情境：被调查对象被假定患有轻微的感冒，并就诊于基层的医疗机构。当他们到达医疗机构的时候，他们看到了医院公开的关于各个医生的用药质量信息（见附件2），在阅读完公开的用药质量信息后，请患者回答问卷内容（见附件4）。

本书根据设定的不同信息呈现的维度，共设计了5组不同形式的公开信息，每组调查对象阅读的公开信息形式不同。除组3外，其他各组在开始阅读公开材料前需要阅读关于抗生素和注射剂的合理使用背景信息，包括中国的抗生素和注射剂使用情况（材料阅读2—3分钟）（见附件3）。不同的信息呈现形式如下：

组1（数字）：呈现抗生素和注射剂处方率，以数字形式呈现信息，并对信息进行排序，信息数量限定为12位医生。

组2（符号）：呈现抗生素和注射剂处方率，以符号（☆）形式呈现信息，并对信息进行排序，信息数量限定为12位医生。

组3（无背景信息）：呈现抗生素和注射剂处方率，以符号（☆）形式呈现信息，并对信息进行排序，信息数量限定为12位医生，但不提供抗生素和注射剂的相关背景信息。

组4（大信息负荷）：呈现抗生素和注射剂处方率，以符号（☆）形式呈现信息，并对信息进行排序，信息数量限定为18位医生。

组5（乱序）：呈现抗生素和注射剂处方率，以符号（☆）形式呈现信息，以乱序信息形式呈现，信息数量限定为12位医生。所有的被调查对象被随机分配到不同的组别中。当被调查者已完成初中学业，并且可以无障碍地阅读提供的材料才纳入本次研究。研究实际收集445名受试者。每组调查对象约90人。每位调查对象调研过程（阅读材料及填答问卷）约为12分钟，病人的基本人口学特征信息同样被收集，包括性别、年龄、文化程度、健康状况、医疗保险、年收入、户口类型等。在数据综合中，每位参与者都会被赋予唯一的编号，并匿名化处理。主要研究的结果指标为信息的可理解性和被调查者的医生选择，主要采用描述性分析法和 Logistic 回归进行数据分析，基本人口学特征用于回归模型调整，分析过程采用了 Stata12.0 软件。

（二）主要研究结果

1. 样本特征的描述性统计结果

模拟实验总计调查 445 位对象，调查对象被随机分配到各组，每组平均调查对象人数约为 90 人，年龄在 30 ± 10.86 岁，文化程度以高中（27.19%）、大专（30.34%）为主；调查对象身体状况良好；92.56% 的人参加了基本医疗保险，少部分参加了商业保险及其他保险（见表 2 - 4）。

表 2 - 4　　　　　　　各组研究对象人口学基本特征描述

指标	组 1 (N=91)	组 2 (N=88)	组 3 (N=87)	组 4 (N=89)	组 5 (N=90)	总计
年龄	35.73 ± 14.73	33.97 ± 11.16	28.62 ± 7.62	26.75 ± 7.96	26.23 ± 9.08	30.03 ± 10.86
女性	48 (52.75)	50 (56.18)	49 (56.32)	46 (51.69)	47 (52.22)	240 (53.93)
文化程度						
初中	16 (17.6)	23 (25.8)	19 (21.84)	11 (12.36)	13 (14.44)	82 (18.42)
高中	31 (34.1)	33 (37.1)	26 (29.89)	15 (16.85)	16 (17.78)	121 (27.19)
大专	20 (22.0)	24 (27.0)	22 (25.29)	32 (35.96)	37 (41.11)	135 (30.34)
本科及以上	24 (26.4)	9 (10.1)	20 (20.99)	31 (34.83)	24 (26.67)	108 (24.27)
健康状况						
非常好	17 (18.7)	19 (21.3)	22 (25.29)	26 (29.21)	32 (35.56)	116 (26.07)
良好	47 (51.7)	51 (57.3)	39 (44.83)	54 (60.67)	46 (51.11)	237 (53.26)
一般	26 (28.6)	17 (19.1)	25 (28.74)	7 (7.87)	9 (10.00)	84 (18.88)
差	1 (1.1)	2 (2.3)	1 (1.15)	2 (2.25)	3 (3.33)	9 (2.02)
医疗保险						
新农合	34 (37.4)	45 (50.6)	36 (41.38)	42 (47.19)	44 (48.89)	201 (45.17)
城镇职工	28 (30.8)	18 (20.2)	19 (21.84)	19 (21.35)	18 (20.00)	102 (22.92)
城镇居民	23 (25.3)	21 (23.6)	21 (24.14)	19 (21.35)	24 (26.67)	108 (24.27)
商业保险	6 (6.6)	5 (5.7)	11 (12.65)	9 (10.11)	4 (4.44)	35 (7.87)

续表

指标	组1 (N=91)	组2 (N=88)	组3 (N=87)	组4 (N=89)	组5 (N=90)	总计
收入						
10万元以上	40 (44.0)	41 (46.1)	40 (46.0)	43 (49.43)	38 (42.70)	34 (37.78)
10万元以下	51 (56.0)	48 (53.9)	44 (50.57)	51 (57.30)	56 (62.22)	250 (56.18)
户籍类型						
农村	32 (35.2)	44 (49.4)	43 (49.43)	48 (53.93)	49 (54.44)	216 (48.54)
城市						

注：①分类指标采用"Mean±SD"进行描述，分类指标采用"频数（百分比）"进行描述。②各组患者正确选择医生与否的描述性分析。

调查对象正确运用提供信息选择医生的情况在各组中存在区别：组1中74.73%的调查对象根据调查信息可以选择最优的医生，为各组中最高；组3中有59.77%的对象可以有效利用信息就诊，为所有组最低；同样，组1中的研究对象能更好地选择用药质量最差的医生，正确率为90.11%；而组5（信息未排序）中的研究对象只有58.89%可以分辨出哪些医生的用药质量最差（见表2-5）。

表2-5 各组患者选择正确率 单位:%

题项	组1	组2	组3	组4	组5	总计
选择用药质量最优 医生正确率	74.73	69.32	59.77	61.80	63.33	67.67
选择用药质量最差 医生正确率	90.11	76.14	66.67	76.40	58.89	75.00

注：组1（数字）、组2（符号）、组3（无背景信息）、组4（大信息负荷）、组5（乱序）。

2. 各组患者正确选择医生与否的多元回归分析

本书重点关注不同形式的公开信息对于调查对象正确选择医生的影响，采用Logistic回归模型对各个要素的影响进行衡量，纳入调查对象的基本特征（年龄、性别、文化程度等）以及调查对象对抗生素、注射剂的基本了解情况作为控制变量。

在衡量不同组别的效应时，为了便于结果解释，回归将组 2 作为哑变量基准组。不同组别提供的不同公开信息显示：相对其他各组，以数字显示方式可以促进对象选择质量最好的医生（OR = 1.45），虽然这样的结果没有统计学意义。而不提供必要的抗生素和注射剂知识，增加信息的负担、对信息进行乱序处理可能并不会影响患者正确选择用药质量最好的医生（OR 值均没有统计学意义）。而抗生素知识对于能否选择用药质量最好的医生有非常重要的作用（OR = 3.77，P < 0.001）（见表 2 - 6）。

表 2 - 6　　　　患者是否正确选择用药质量最优医生的影响因素

变量	比值比	标准差	P 值
组别效应			
组 1	1.45	0.52	0.302
组 3	0.94	0.33	0.866
组 4	1.09	0.38	0.814
组 5	1.03	0.35	0.931
抗生素知识	3.77	0.97	0.000 *
注射剂知识	1.30	0.33	0.312

注：①调整的指标包括年龄、性别、文化程度、健康状况、年收入、户籍类型、保险类型。②组 1（数字）、组 2（符号）、组 3（无背景信息）、组 4（大信息负荷）、组 5（乱序），组别变量中组 2 为基准组。③ * 表示 P < 0.001。

在选择质量最差的医生方面，不同组别提供的不同公开信息显示：相对于标星形式的信息公开形式，数值性的指标结果（组 1）可以有效地促进病人辨认用药质量最差的医生（OR = 2.87，P = 0.017）；而不提供必要的抗生素和注射剂知识和对信息进行乱序处理则有可能会降低对象对于质量最差医生的辨识力（OR < 1），但是结果并没有统计学差异。与选择用药质量最好的医生相反的是，抗生素知识对于能否选择用药质量最差的医生并没有统计学意义，而注射剂知识在此方面有非常重要的作用（OR = 1.94，P = 0.013）（见表 2 - 7）。

由以上结果可见，相对符号化的信息，数字化的信息更容易被患者所正确识别；不提供抗生素，注射剂使用的背景信息会大幅降低患者对数据的正确理解；在不排序的数据或数据量较大时，患者对信息的理解和使用均有不同程度的下降。在使用 Logistic 回归模型控制其他影响变量情况下，相对于其他各组，组 1 在选择用药质量最优和最差医生中均显示出一定优势 [相对组 2（基准组）] OR 分别为 1.45 和 2.87（P < 0.05）。以上研究结果对于本次干预实验过程中如何实施有效的透明干预提供了实践借鉴。

表 2 - 7　　　　患者是否正确选择用药质量最差医生的影响因素

变量	比值比	标准差	P 值
组别效应			
组 1	2. 87	1. 27	0.017 *
组 3	0. 80	0. 29	0. 532
组 4	1. 27	0. 48	0. 535
组 5	0. 54	0. 19	0. 076
抗生素知识	1. 31	0. 36	0. 317
注射剂知识	1. 94	0. 51	0. 013 *

注：①调整的指标包括年龄、性别、文化程度、健康状况、年收入、户籍类型、保险类型。②组 1（数字）、组 2（符号）、组 3（无背景信息）、组 4（大信息负荷）、组 5（乱序）。组别变量中组 2 为基准组。③ * 表示 P < 0.001。

二　基层医疗卫生机构合理用药透明监管制度的实证实施

本书采用整群随机对照试验，选取湖北省 Q 市作为试验地点，在与 Q 市卫生局的合作下，选取 Q 市 10 家基层卫生院作为试验对象，实施整体干预。

1. 随机分组

具体的分组情况见第一章"导论"第三节"研究设计"部分，在此不再赘述。

2. 干预措施

WHO 经过大量的长时间的研究，制定了合理用药的指标测量手册（how to investigate drug use in health facilities）。该手册制定的目标是制定一定数量的目标指标用于描述一个国家、地区或机构的药品使用情况，这些指标可以使卫生筹划者、管理者以及研究者对不同地区或不同时间药品使用情况的比较。在该手册中制定的核心处方指标包括：平均处方药品数量、药品通用名使用率，抗生素使用率、注射剂使用率及基本药物目录及处方集药品使用率。

中国自 2009 年实施基本药物制度以来，基本药物的使用率已经有大幅度的提高，但抗生素和注射剂的使用却并没有改善，本书根据以上WHO 制定的测量手册，结合中国的实际情况，主要以抗生素、注射剂的使用情况，以及处方费用情况作为本书的中用药信息的主要内容，也是我们进行透明干预的主要公开内容。

对实验组的所有基层医疗卫生机构进行监管透明干预，透明干预的主要内容包括：定期（1 次/月）以 KT 版形式在医疗卫生机构显眼位置公布基层医疗卫生机构各科医务人员的抗生素处方率、注射剂处方率、平均处方费用三个指标的排名。

干预材料分为医生干预材料、患者干预材料和张贴材料三种（见附件5）。

医生干预材料是指发到每位医生手中的药品使用信息公开材料。包括科室、医生姓名、抗生素处方率、注射剂处方率、平均处方费用、科室内部排名、星号评级。

张贴材料在医生干预材料的基础上进行了简化，只包括科室、医生姓名、科室内部排名、星号评级。此外，张贴材料还包括 10 家乡镇卫生院机构层面的排名，主要包括机构名称、机构排名。张贴材料由 A3 纸彩色打印，每月把上月医生药品使用信息张贴到门诊大厅的宣传栏上。

患者干预材料是指针对患者的合理用药宣传手册。手册包括合理用药相关知识，同时包括医生上月药品使用排名信息。宣传手册由 A4 纸彩色打印，每月向患者发放一次，剩余材料置放到门诊大厅的公示栏处，供其他患者自由取用。

制度于 2013 年 11 月 1 日正式开始，正式结束于 2014 年 10 月 31 日，干预期间，无试验对象退出，历时整一年。干预期间，信息每月 15 日定时更新，周期规律，更新无中断。根据透明监管的基本框架中对信息内容、信息公开形式、信息处理等，设计了以一个月为子周期的透明监管制度，并在试验单位实施。

制度试行过程中，由 Q 市卫生和计划生育委员会向研究团队披露 10家参与试验的基层医疗卫生机构门诊处方数据；由研究团队作为第三方，对数据进行审核、统计与分析，生成医疗机构与医生个人合理用药水平排名信息；排名信息由第三方每月 15 日定时张贴公布于各医疗机构门诊大厅的显眼位置，并且医生个人排名信息与具体数据以书面报告形式发放给每一位参与排名的医生，医院排名信息以同样形式传递给院长；由于研究团队作为第三方机构的可操作性问题，对这一过程的监察由研究团队内部自查及导师定期抽查信息处理结果和公布两种方式进行，并每月对信息公布情况进行巡查，防止医疗机构出现遮盖、涂改和损毁信息的行为。

研究人员以月为周期，定时对 10 家参与试验乡镇卫生院的合理用药信息进行收集。为最大限度地保证信息的准确性，信息采集自 Q 市卫生局新农合门诊处方信息系统。数据收集完毕后，由研究团队人员对信息进行整理与分析，产出包括医院抗生素使用率及排名、医生抗生素使用率及排名、医院注射剂使用率及排名、医生注射剂使用率及排名、医院平均处方费用及排名和医生平均处方费用及排名六个指标，在此基础上，利用 TOPSIS 方法综合以上指标，对医生及医疗机构进行综合排名，并给予星级评定。

研究组成员统一定做立式公告牌，摆放于试验单位门诊大厅的醒目位置。每月信息以统一固定格式印刷于 A2 纸上，张贴在公告牌上，为了增加视觉吸引力，纸张以彩色印刷。在此基础上，医生个人排名信息与具体数据以书面报告形式（A4 纸，黑白打印）发放给每一位参与排名的医生，医院排名信息以同样形式传递给院长。

第五节　本章小结

本章主要围绕合理用药透明监管制度的框架设计过程及具体实施展开。首先，在建立了"合理用药透明监管制度"的特定概念后，回顾了美国及其他发达国家透明监管在医疗领域的相关实践案例，为透明监管应用于合理用药提供了精准定位及丰富经验。其次，基于透明监管领域的 DADS 模型、IPO 模型等管理模式及透明监管的原则和要求，设计了本书的基层医疗卫生机构合理用药透明监管制度框架。然后，在对透明监管制度应用于合理用药领域的必要性和适用性进行全面分析的基础上，提出了本书应用于后期试验的合理用药透明监管制度的初步框架。最后，详细描述了合理用药透明监管制度的实施过程，包括正式实施前为寻找有效透明干预模式开展的模拟实验研究及这一制度在基层卫生院的实证实施。

透明从在自然领域的应用逐步引入监管政策和制度中，经历了多年的发展。在本书中，主要结合"靶向透明"以及狭义层面的"制度"概念，并在多方参与设计的基础上，形成了合理用药透明监管制度的最终概念，即"通过学术研究机构和卫生行政部门的参与，对基层医疗卫生机构人员合理用药透明监管的具体办事规程和行动准则进行设计，通过特定的、结构式的信息格式并在特定的地点公示医疗机构医生的用药信息，以患者为主要信息受众，旨在促进患者信息使用以提高基层医疗卫生机构的用药质量，并通过行政部门的行政手段强制实施"。

透明监管的实践起源于美国，并在历史的发展中不断完善，直至其应用于医疗卫生领域时形式变得丰富多样。最开始在医疗领域探索透明的美国，其不同机构的透明监管方式也各有不同。除美国外，英国、澳大利亚和瑞典等其他发达国家基于其实际需要先后构建了医疗领域的透明监管制度，并呈现出各自的特点及优劣。国外有关透明监管的实施尤其在医疗领域的应用实践为透明监管在我国合理用药领域的应用及本书的开展提供了重要参考与宝贵经验。

透明监管制度的相关理论研究大概分为两种，包括对制度的某个构件的研究及以透明监管制度应当遵循的原则、要求或使制度更有效的建议作为产出的研究。由美国贾纳·E. 赫茨琳杰教授提出的 DADS 模型及 Guzzo 和 Shea 提出的 IPO 模型属于前者，而 Fung 等提出的 10 条使透明监管制度更有效的原则属于后者。然而，无论是哪一类研究，其研究结果都存在不足之处，如碎片化、缺乏系统性、未对深层的内涵与联系进行深入挖掘等。因此，本书的主要目的是通过科学的方法对这些理论研究结果进行整合，以得出具有普遍适用性、良好延展性和丰富内涵的透明监管制度框架。

透明监管制度应用于合理用药领域呈现出相当的必要性和适用性。WHO 的报告不断指出，不合理用药的形势非常严峻，对患者健康造成了极大的风险，由此产生的经济损失严重。有学者指出，我国对合理用药的监管仍停留在监管制度发展的第一阶段，即强调行政制度和处罚措施的应用，合理用药监管水平亟待提升。而参照 Fung 提出的适用透明监管制度的政策问题需满足的 3 个条件可知，不合理用药是适宜利用透明制度进行监管以取得良好成效的。

本书以整合前人碎片化的贡献为目的，在综合了 DADS 模型、靶向透明和 IPO 模型三个制度设计的基础上，提出了应用于后期试验的合理用药透明监管制度的初步框架。此框架以提高基层医疗卫生机构合理用药水平为制度目标，形成了医疗机构处方信息披露→第三方机构信息处理→信息发布的实施路径。其中，每一个环节都包含了相应的特定要求。全过程监督及违规惩罚将运用于此路径中，以保障其实施效果。

本书在正式实施合理用药透明监管制度之前，以类实验设计的方式开展了以寻找最有效的透明干预模式为目的的模拟试验研究。此研究根据设定的不同信息呈现的维度，共设计了五组不同形式的医生用药公开信息，将患者随机分配到不同组别，并让患者在假定的情境下选择用药质量最优和最差的医生。描述性统计分析及 Logistic 多元回归分析结果表明，数字化的信息呈现方式及增加合理用药相关背景信息有助于患者正确识别信息，选择用药质量最佳的医生。该结果为本书有效实施合理用药透明监管制度干预提供了实践依据及借鉴。

以模拟试验研究结果为参考，本书继而采用整群随机对照试验，在随机分组后，对湖北省 Q 市的 10 家基层医疗卫生机构实施了为期一年的干预措施，并选取了另外 10 家作为对照。研究人员在实验组的基层医疗卫生机构里，每个月定期以 KT 版形式在医疗卫生机构显眼位置公布基层医疗卫生机构各科医务人员的抗生素处方率、注射剂处方率、平均处方费用三个指标的排名。同时，将药品使用信息公开材料发放至患者及医生手中，并在医疗卫生机构门诊大厅的宣传栏中进行张贴。

第三章　合理用药透明监管制度运行机制：理论模型的构建

第一节　合理用药透明监管制度运行机制的理论基础

一　透明行动循环模型

透明并不是自主产生的，"靶向透明"（Target Transparency）将在科学领域发现的新的人群风险进行公开并融入公众的选择行为中，政府强制要求公司或机构用标准化的格式来公开相应信息从而达到减轻特定风险并减轻其产生的外部性的目的，这些信息的透明可以使生产者和消费者充分了解产品的社会成本。相较于传统的依赖于规则的约束措施，通过信息公开达到监管的目的的这一手段显得更为柔和。通常，特定产品和服务的市场信息，在供需双方对称分布时，系统运行最好；不对称分布时，透明程度的变化将会改变信息使用者行为，信息使用者行为的改变将会使公开者按照政策制定者期许的方向行动。因此，透明机制不明确要求组织是否、何时或怎样改变行为，它依赖于信息使用者和信息公开者对新信息的反应而产生的市场动机和政治动机来发挥作用如行为改变。所以，靶向透明的运行机制在于政府作用和市场作用的相结合，即政府强制公开公共领域信息，依靠市场力量对公开的信息产生反应。由此可见，靶向透明强调依靠信息利用者对信息的反应来达到目的，强调需要通过信息公开影响信息公开者的行为。

透明行动循环模型（Transparency Action Cycle Model）在 2005 年提出，用以解释透明监管制度的作用原理与机制和评估各个领域实施的透明监管制度的作用效果。该模型强调有效的公共透明系统是一种可以触发良性的行动—反应链来发挥作用的系统，首先，信息的使用者通过其自身对信息的感知和由此导致的行为变化来反映其对信息的反应；其次，信息的公开者响应信息使用者的行为导致其信息感知和行为改变，以此来提高其竞争优势。因此，"透明行动循环"是通过"出于自利的选择行为"这样一只看不见的手来进行驱动，而引发这一系列反应的则应该是强制性的信息公开。

　　具体来说，透明行动循环模型中主要包括以下六个部分：①颁布透明指令及公开新的信息；②信息使用者感知信息并作出结论；③使用者通过市场机制对信息进行反应；④信息公开者根据市场信号作出结论；⑤信息公开者根据市场信号作出反应；⑥信息公开者通过市场信号改善产品或服务。各个环节相互促进，形成循环通路（见图3－1）。

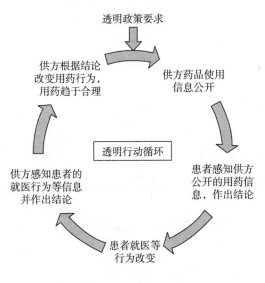

图3－1　透明行动循环模型

　　在透明行动循环模型的诸多构成环节中，信息透明双方对信息的感知与信息感知导致的行为改变是最关键的环节。认知心理学家和经济学家对个体选择的有限理性进行了深入研究，由于信息使用者的时间、精力有限，信息使用者通常不能获得作出最佳理性决策所需的全部信息。取而代之的是，他们通常采用的是"经验法则"，作出"满意的"决策。只有能渗透到这样的决策过程的信息才能最终影响信息使用者的行为。

在这种有限理性的决策情形下，当新信息成为信息使用者日常决策习惯的一部分时，就可以说信息已经融入信息使用者的决策过程中。因此，只有当公开的信息融入信息使用者每天的决策和行为中，透明政策才是有效的。

"信息融入"这一概念描述了新信息整合到信息使用者的决策过程的程度。使信息融入使用者决策习惯的主要条件包括：①使用者对公开的信息的价值可感知，并能促进其目标达成。如果信息使用者认为信息对其没有用，或者认为并没有真正选择的话，他们可能忽略新的信息。②公开信息与使用者的信息相容、决策惯例一致。信息要发挥影响使用者决策的作用就必须以一种有用的格式、及时的形式以及合适的地点公开。关于信息呈现的方式，是提供详细的原始数据还是提供综合水平的综合信息，或者将信息以简单的排名形式呈现都可能影响使用者的感知和使用。③信息的可理解性。即使信息对使用者有用并且与使用者的决策习惯兼容。信息使用者对信息的不可理解仍然可以导致信息的可信度低。信息的语言表达、信息使用者对信息的解释等都有可能影响信息的理解。

二 双路径理论

在医疗研究领域，"双路径理论"也对信息公开到医疗质量提高的实现途径进行了概念化的探讨。其中的双路径分别指代的是选择路径（selection pathway）和改变路径（change pathway）（见图3 - 2）。

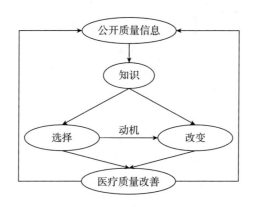

图 3 - 2 双路径理论

（一）选择路径

"选择路径"的提出是建立在向患者公示医疗服务质量相关信息之后患者会使用这些信息用以选择医疗服务提供者的基本前提之上的。理论上，信息公开后，患者会选择医疗质量高的医生就诊，低质量的医生将面临市场份额的丢失，在此情形下，低质量的医生将会被激励提高医疗服务质量来应对这种竞争压力，因此信息的提供者有动机来提高其产品或服务的质量来减少真实的或预想的市场份额。这是对"以病人为中心的医疗"的一种补充。

对于患者而言，可靠的质量信息给他们提供了更优选择的机会，特别是当信息相对稳定（公开的信息可以预测医疗人员的医疗行为）的时候。其中的机制是：如果患者需要医疗服务，患者可以选择其预测的可以提供给他最好医疗服务的提供者。实际上，要达到这一目标至少包含以下三项活动：①确认公开信息的重要性；②基于这些信息评判医务人员的医疗行为的质量好坏；③选择医疗人员。在这些活动中，第 2 项活动相对来说复杂，其牵涉两个其他相关的条件：①公开的信息结果可以预测医疗服务人员以后的医疗活动，即公开信息的稳定性；②公开透明结果的来源人群与信息使用者有相似性，即公开结果的适用性。

（二）改变路径

"改变路径"即信息公开后，医生感知到信息，发现或者防止自己处于排名靠后的地位，会主动改善自己的医疗行为，从而促进医疗质量提高的路径。从理论上来说，公开的医院或医生的医疗信息会从以下两个方面促进其行为改变：①自身对于信息公开的认知，医疗质量差的医生会努力提高自身医疗质量，从而使自己在医疗信息公开本身这一活动中占据有利地位；②患者选择途径的结果会使医疗质量较差的医院和医生产生压力，从而为了吸引更多的患者提高自身质量。

三 其他相关理论

理性行为理论主要用于解释与预测人类行为决策的过程，该理论指出，人们的行为意愿受到态度以及主观规范的影响。其中，态度是一种主观感受，它反映了人们对某一事物喜欢或者厌恶的程度；主观规范，指人们在进行某种行为时感受到的来自社会的压力，也就是说，人们的行为会受到外部因素的影响，比如他人或者团体。

计划行为理论实际上是构建于理性行为理论基础之上的，其与理性行为理论主要不同之处就是计划行为理论增加了感知行为控制，用以更准确地解释人们日常的行为。因此，态度、主观规范和感知行为控制是决定人们的行为意愿和最终实际行为的三个重要因素。

知信行（KAP）理论包含了三个元素：知识、态度、行为。其中，知识是指有能力获取和使用信息，并且通过理解、学习经验鉴别学习技术；态度是一种反应结果，这种结果是对特定事物的解释、观察而形成的一种观点；行为是知识和态度共同作用产生的结果。这一理论的核心思想是：人们通过学习等渠道获取知识，当知识达到一定程度时，会引起态度的变化，态度的改变则最终会导致人们的行为发生变化。知识积累得越多，态度越强烈，实际的行为意愿越强。

第二节　合理用药透明监管制度运行机制理论模型的构建

一　基于医疗服务提供方的理论模型的构建

以基层医疗卫生机构的医生为研究对象时，合理用药透明监管运行机制理论框架以双路径理论中"改变路径"为基础，融合其他理论中的态度、感知、行为意愿等因素，并且结合本书的特点，形成了基于供方视角的基层医疗卫生机构药品使用透明监管模型。值得一提的是，有研究指出感知价值和感知风险是感知的两个重要的维度。因此，本书将对信息的感知细分为感知价值和感知风险，具体如下（见图3-3）：

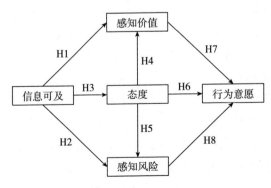

图3-3　医疗服务提供方合理用药透明监管制度的运行机制理论模型

二　基于医疗服务需求方的理论模型的构建

依据本章第一节的理论研究，我们将患者信息使用定义为一个机制过程，首先必须有信息的提供或披露，这是透明的一个信号或前提条件，其次披露信息必须在具有易理解、易获得、及时等特征，在形式上较为恰当且易于接受，在内容上与信息使用者对其有用，之后消费者能够积极地利用信息作出行为选择，当消费者感知信息并使用信息作出医疗决策后透明机制才能发挥作用。本书的主要研究目的便是科学地测量这些要素，检验要素间的存在的中间环节，确定中间环节对最终结果的影响。以文献研究为基础，结合专题小组讨论法，确定患者感知用药信息透明机制运行的关键环节和核心要素——患方感知透明、感知价值、态度及行为倾向，并构建患者感知用药信息透明作用机制的理论模型。根据理论模型构建各部分关系的研究框架图（见图 3-4）：

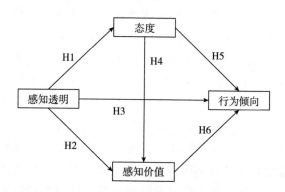

图 3-4　医疗服务需求方合理用药透明监管制度的运行机制理论模型

依据理论模型，提出本书研究假设：

H1：患者感知信息透明对态度有正向显著的影响。

H2：患者感知信息透明对感知价值有正向显著的影响。

H3：患者感知信息透明对行为倾向有正向显著的影响。

H4：患者对透明信息的态度对感知价值有正向显著的影响。

H5：患者对透明信息的态度对行为倾向有正向显著的影响。

H6：患者对透明信息的感知价值对行为倾向有正向显著的影响。

三　模型中的相关核心概念界定及其测量的文献分析

（一）信息可及

信息可及性涉及信息的许多方面，包括信息的可获得性〔包括物理可获得性（距离、需要的时间、花费的金钱）和社会可获得性（阶级结构、收入、年龄、教育、性别、种族）］、信息的可用性、信息的可访问性，信息的有效性、信息的可负担性以及信息的形式、信息的数量、信息组织的凝聚力等各个方面。

从信息可及的测量上来说，首先，可以从两个大的方面来衡量信息是否可及：获取信息需要付出的成本与信息的数量、信息的质量是否满足需要。具体来说，高信息可及是指信息容易获取、信息量大、信息形式丰富、信息易读易写、信息有反馈机制等。

（二）感知透明

信息可及程度是透明系统向观察者提供的一个学习机会，会影响观察者对系统的感知透明。感知透明是从观察者的角度出发，在信息的交流过程中，被告知其他当事人行动和属性有关信息时的一种主观感知。因此，感知透明要求有准备地将法律规定需要发布的信息公开，包括正面和负面的信息，同时公开信息是清晰、完整、准确及可靠的，以提高公众的推理和行为能力，也使组织对自身的行为、政策和措施负责。所以，基于"透明是利益相关者对信息的感知"这样一个概念，信息的提供者应该更加关注所提供信息的质量，如清晰、易理解，而不能仅仅追求信息数量的庞大，实际上，大多数的信息接收方既不关心，也没有能力处理。所以，透明不仅需要投入，即以一定的形式呈现信息，也需要产出，即利益相关者能够使用信息作出决策。基于这样的考虑，透明实际上应该包括信息对外部人员可及并能使他们作出明智决策和评估内部人员决策水平的程度的假设。通常，当出现以下情况时感知透明水平会比较低下：①观察者不确定感兴趣的信息内容是什么；②透明系统不能或不愿意提供观察者所需求的信息；③透明系统提供的信息不是观察者所需求的信息。从患者角度出发，健康领域的透明意味着当患者选择医疗计划、医院、临床行为及治疗方式时，能获得相关的信息帮助他们作出适当的医疗决策。

基于感知透明的概念，信息的质量特征成为透明的重要构成部分，例如韦氏词典定义透明为公开信息没有虚假或欺骗、坦诚、容易获取或看到、清晰、容易理解，以可视性或可及性为特征。在政府透明研究中，透明被认为是关于政府行为的信息容易获得、可靠、全面、及时、可理解以及可比较。部分国际组织也对透明的信息质量作出了要求，例如可持续发展报告指南（Sustainability Reporting Guidelines，GRI）提出报告内容应是完整的、相关的、中立的、可比较的、清晰以及及时的，对利益相关者有用，且以一定的形式和容易理解的语言向利益相关者公开，以帮助利益相关者作出决策；OECD 也指出政府行为等相关信息向公众公开时应满足信息客观、可靠、相关、容易获取、容易理解和及时。在公共卫生领域，透明与信息发布的质量和时间也有很强的相关性，发布的信息应该真实正确、对特定受众来讲容易理解且以一定的方式及时地呈现，以促进受众产生预期的行为。除此之外，透明是指所有相关的信息交流或可及，必须有正当合法的理由才能拒绝提供信息，以下信息必须向利益相关者公开或交流：与利益相关者的行为决策过程相关；能够帮助利益相关者避免风险或损害；没有令人信服的理由去拒绝提供或修改信息，如危及安全或有机密性。

相关学者对实证研究中信息质量的测量进行了文献梳理，结果如表 3－1 所示。

表 3－1　　　　　信息质量（IQ）测量维度的文献分析结果

作者	内在 IQ	情景 IQ	表现形式 IQ	可及 IQ
Wang and Strong（1996）	准确性，可信度，声誉，客观性	附加价值，相关性，完整性，及时性，适中数量	易理解性，可解释性，简洁的呈现形式，持续的呈现形式	可及性，易操作性，安全性
Zmud（1978）	准确性，真实性	数量合适，可靠性/及时性	信息的排列，易读性，合理性	
Delone and McLean（1992）	准确性，精确性，可靠性，无偏差	价值，相关性，有用性，信息忠诚度，足够，完整性，准确性，及时性	易理解性，易读性，清晰度，外观，形式简洁性，独一性，可比较性	使用方便，定量性，获得的便利性
Goodhue（1995）	准确性，可靠性	准确性，详细程度	兼容性，含义，展示方式	可及性，有帮助，容易使用，位置
Ballou and Pazer（1985）	准确性，持续性	完整性，及时性		
Wand and Wang（1996）	正确性，清晰度	完整性	富有意义	

续表

作者	内在 IQ	情景 IQ	表现形式 IQ	可及 IQ
Jerzy Michnik (2009)	准确性，可信度，声誉，客观性	附加值，相关性，完整性，及时性，适中数量	易理解性，可解释性，简洁的呈现形式，持续的呈现形式	可及性，易操作性，安全性
Matthew Bovee (2003)	准确性，持续性	完整性，相关性	可解释性	可及性
Jerry Cha – Jan Chang (2005)	可解释性，易理解性，简洁性	重要性，相关性	良好的组织，被很好地定义	可获得性，定时更新，以固定的形式
Miyoung Jeong (2001)		感知有用性，消费者态度		可及性，感知使用的便利性
Yang W. Lee (2002)	可信度，无差错，客观性，声誉	完整性，适中的数量，相关性，及时性	可解释性，易理解性，简洁的呈现形式，持续的呈现形式	可及性，易操作性，安全性
Lilian Woudstra (2012)	可靠性	相关性		可及性
Zhilin Yang (2005)		信息内容的有用性，可用性，充足的信息，互动性		可及性，安全性
Petter (2013)	准确性，简洁性	相关性，完整性，及时性，可用性	易理解性	

资料来源：Lee Y W, Strong D M, Kahn B K, et al. ,"AIMQ：A Methodology for Information Quality Assessment", *Information & Management*, 2002, 40 (2)：133 – 146。

通过以上研究发现，透明不仅包括信息的披露和可及，也应包括利益相关者的参与和感知，因此本书将透明和感知结合，重点研究的是患者的"感知透明"及其测量。复习以上文献发现，要保证患者的感知用药信息透明，必须满足以下几方面：①信息使用者能够获得信息（可及性），信息的可获得对信息使用者至关重要，只有获得信息才会感知信息并有可能使用信息，如果信息不可及，那么信息透明的所有其他方面就都无关紧要，信息的可及性应包括信息容易获取、位置显眼醒目和内容清晰等；②信息公开的及时性，即信息的公开是及时的，定期更新，信息披露是否及时会直接影响到信息的效用；③信息以一定形式公开，信息的公开形式应是恰当的，被患者接受的；④理解信息和可以解释信息的意义（可理解性），信息内容应通俗易懂，没有生僻字，少用专业术语，使用者可以理解信息的含义；⑤在既定的环境下，信息适用于使用者所在的领域和能够实现使用者的目的（相关性和有用性），例如信息与使用者的行为决策过程相关，信息接收者才会对其感兴趣，才有可能感知和使用信息；⑥信息是准确（准确性）和值得信任的（可靠性）。

（三）感知价值

价值体现了四种不同的内涵：①价值就是低价格；②价值就是在产品或服务中所需要的东西；③价值就是顾客的付出所能获得的质量；④价值就是顾客的全部付出与所能得到的全部利益。这四种内涵可以总体概括为：顾客感知价值是顾客的感知到的所得和感知到的所失而形成的对产品效用的总体评价，既要考虑其所有付出的因素（金钱、时间、精力等），还要考虑其得到的所有利益。是顾客权衡利得和利失的指标。

感知价值可以从以下五个维度来进行衡量，分别是：社会价值、情感价值、功能价值、认知价值、情景价值。基于不同的研究背景，感知价值可能包括其中的部位维度如认知和情感两个维度或功能、社会和情感三个维度。功能价值是指产品或服务具有满足消费者效用或功能目的的效用，诸如品质、可靠度和价格等；社会价值是指产品或服务提供给顾客的效用能使顾客与其他社会群体联结，顾客购买产品或服务的目的不仅仅是为了满足功能上的需求，还要能够加强消费者实现社会自我；情感价值是指产品或服务所具有改变消费者情感或情绪状态的能力或效用；认知价值是指产品或服务可以引起消费者的好奇心，能够满足顾客对追求知识的能力和效用；情境价值是指在某些情况之下产品若能暂时提供较大的功能或社会价值，则此产品就具有情景价值。

从具体的测量条目来说，社会价值包含的要素有促进家庭关系、促进友谊、扩大交际圈；情感价值是指感到快乐、自由、生活丰富多彩、释放压力、有成就感；功能价值反映的是产品的质量；认知价值是指可以引发好奇心、学到知识。除此之外，产品和（或）服务质量如何、价格是否合理（可接受、低廉）、是否物有所值、买这个产品是否明智等一系列具体的指标也通常在研究中用以测量具体的感知价值。

（四）感知风险

如果消费者因无法判断购买的产品或者服务是好是坏，从而导致主观感知到购买行为不能确保达到可以接受的水平或者购买结果不是预期的结果，以及由此导致的后果的一种不确定性的感受就是感知风险。其后，研究者通常从参与活动结果的不确定性、不良结果的感知和主观预期损失等角度来定义感知风险。

感知风险可以分为决策结果的不确定性和错误决策后果的严重性。

感知风险是一个多维度变量，例如在食品消费研究中的感知风险被分成6个测量维度，包括社会风险、财务风险、绩效风险、健康风险、安全风险、心理风险；在电子商务研究领域消费者感知风险包括产品风险（不工作，有缺陷的产品），财务风险（欺诈，没有回报）两个维度；在网上购物信息安全的消费者感知风险研究中，感知风险包括绩效、事件、社会、财务、心理、时间和身体风险等要素。

感知风险的测量最开始是由不确定性与结果损失的乘积计算而来的。不少学者提出通过区间尺度（Interval Scale）来测量感知风险，其具体测量方式也有不同，有的学者以社会和经济风险来测量感知风险，有的学者则通过直接询问的方式来测量感知风险。目前被广泛采用的感知风险的测量是一种更精确化的测量公式，该公式的可靠性和有效性得到证实，具体的测量公式如下：

$$OPR_j = \sum_{i=1}^{n} (PL_{ij} \times IL_{ij}) \tag{3-1}$$

其中，OPR_j表示对品牌j的感知风险；PL_{ij}表示购买品牌j发生i损失的可能性；IL_{ij}表示购买品牌j发生i损失的严重性；n表示感知风险的构面。

（五）态度

态度这一概念在社会科学领域被广泛研究，态度是价值观在社会情景中的表达。态度可以引导想法、影响感觉和行为，对人们对周围世界的判断有重要影响，并且，态度和行为具有一致性，是对具体的行为意愿或者行为的预测，因此对态度的研究是十分重要的。

有关在态度的构成要件的研究中，20世纪30年代，社会心理学家认为态度包括情感和信念组件，整合了认知和情感反应。目前大部分的研究者将态度具体解构为认知反应、情感（感觉）反应和行为反应（响应处理）三部分。其中，认知的评价性反应是消费者通过对特定对象各方面的信息整合所形成的消费对象的特征，是关于特定对象的想法和观念；情感的评价性反应是指消费者对特定对象肯定或否定的评价，包括消费者所体验到的与对象有关的情绪、情感、心境等神经系统活动；行为的评价性反应是指消费者的行为倾向，包括人们表现的与特定对象有关的预备采取的行为，这种行为倾向会直接影响消费者的行为。

（六）行为意愿

"意愿"属于影响行为的激励因素。在社会学研究中，意愿表示个体心目中的目的或计划，是指用一种特定的态度决定去从事某一种特定的行为或事件。而行为意愿被定义为是一个人执行一项特定行为时，对其未来可能采取行动的可能性或者主观概率的判断，也指消费者在消费后，对于产品或服务可能采取的特定活动或行为倾向。它是衡量人们执行一项具体行为时意愿的强烈程度，是人们愿意执行某项行为的实际意图。

对顾客在未来是否会采取某种行为的最直接预测方法就是了解他采取该行为的意愿。在社会学研究中，意愿与行为之间有非常显著的直接关系，因此，行为意愿也被看作最接近消费者实际购买行动的心理变量，是预测行为最好的指标，具有很强的预测能力，同时它也无须考虑具体的行为准则。因此，如果行为意愿能够被恰当地测量，其可以用来预测实际行为。现有的研究经常将意愿作为因变量。除此之外，行为意愿对于一个服务型组织十分重要，因为行为意愿的构成与一个持续发展的服务型组织密切相关。

消费者行为倾向的测量一般由多维度组合而成。目前，学者较为认可的行为意愿测量量表为 Zeithaml、Berry 和 Parasuraman（1996）提出的一个综合的多维量表。具体来说，包含 5 个测量维度：①忠诚度；②转换的倾向；③支付更多；④外部反应；⑤内部反应。这些维度又可以分为积极的行为意愿和消极的行为意愿。积极的行为意愿包括正面的评价并且向其他人推荐（这一概念也可以理解为"口碑"，是一种重要的购后行为，对扩大企业影响力、挖掘潜在消费者有很大的作用）和溢价购买（指的是消费者是否愿意付高价来购买某种产品的行为倾向，如果消费者在较高价位仍有购买倾向，那么企业可以获得更高的回报）。消极的行为意愿包括转换行为和抱怨行为。另外，重购意愿（指顾客再次选择和购买服务或商品的可能性）也被用来测量行为意愿。对行为意愿的测量一般都采用比较直接的问题，如"我打算（计划）如何"，并且采用李克特量表对意愿的强烈程度进行测量。

　　具体到患者使用医疗信息行为方面，目前较多的研究依然集中于医疗绩效报告透明，研究内容大多是在医疗绩效报告信息公开后，消费者使用绩效信息选择卫生服务提供者的角度来测量信息使用的行为意愿。例如，韩国的研究者基于其实施的医院绩效透明评估项目，从 3 个条目来测量患者使用绩效信息的意愿：①患者是否会依据公开的医院绩效报告向亲戚朋友推荐绩效好的医院；②患者是否会转向绩效较好的医院就诊；③患者未来是否会继续使用绩效报告。其他研究者所采用的患者对于公开医疗绩效报告的使用医院的测量指标还包括：患者是否会依据医疗绩效信息转换医疗服务提供者；患者是否愿意付钱购买医疗绩效报告；患者是否根据绩效报告比较过居住地各医生所提供的卫生服务质量；如果当地卫生部门提供关于医生培训、专家资质以及对患者态度等方面的信息，患者是否会参考绩效报告等。

第三节　本章小结

　　本章主要阐述了合理用药透明监管制度运行机制理论模型的形成过程，包括医疗服务提供方及医疗服务需求方两个主体。首先，将"机制"一词引入合理用药透明监管领域，并通过文献回顾获得构建合理用药透明监管制度运行机制的相关理论依据，尤其透明行动循环模型及透明监管双路径作用理论。继而，构建了医疗服务提供方及医疗服务需求方的合理用药透明监管运行机制模型，通过文献分析界定了其中的核心概念，探寻了其测量方式。

　　合理用药透明监管制度运行机制的探索目的是更好地了解该制度在实施过程中的作用方式。透明行动循环模型及透明监管双路径作用理论均对本书的开展提供了重要借鉴。前者共包含六个部分，可用以解释透明监管制度的作用原理与机制和评估各个领域实施的透明监管制度的作用效果。后者包含两条路径即选择路径和改变路径，有助于了解从信息公开到医疗质量提高的实现途径。此外，其他相关理论如理性行为理论、计划行为理论等，也对本书中合理用药透明监管制度运行机制模型的构建提供了参考的依据。

　　本书以现有的理论模型为参考，结合本书对象，分别构建了医疗服务提供方（医生）及医疗服务需求方（患者）的合理用药透明监管制度运行机制模型。其中，医疗服务提供方的运行机制模型以双路径理论中"改变路径"为基础，同时融合了其他理论中的态度、感知、行为意愿等因素，并结合本书的特点，最终形成包含信息可及、感知价值、感知风险、态度及行为意愿五个维度的运行机制模型。而医疗服务需求方的运行机制模型在理论研究的基础上，结合专题小组讨论法，最终形成包含患方感知透明、感知价值、态度及行为倾向四个维度的运行机制模型，共建立 6 个假设，分别为感知透明对态度、感知透明对感知价值、感知透明对行为倾向、态度对感知价值、态度对行为倾向、感知价值对行为倾向。此外，通过检索文献，界定了模型中涉及的核心概念，并探讨了其测量方式，为各主体初始量表的形成奠定了基础。

第四章　合理用药透明监管制度运行机制：实证模型的构建

第一节　合理用药透明监管制度运行机制：基于供方的量表设计

一　基于医疗服务提供者的初始测量条目

基于第一节中相关的文献研究，摘录相关的测量维度和条目，形成初始测量条目库。具体包括信息可及、态度、感知价值、感知风险和行为倾向 5 个测量维度。

首先，信息可及性高实际代表了信息容易获取、信息量合适、信息形式丰富、在信息获取时的时间、精力有保证、信息物理可及、信息以正确的形式提供、信息详略得当等。针对信息可及的这些特点，结合本书实际适用性，初步拟定信息可及调查条目为：药品使用透明监管信息是否容易获取（时间、精力、物理可及）、信息量是否详略得当、信息形式是否丰富、信息是否以正确的方式提供。

态度的测量条目结合了文献研究中的 5 种量表的特点，结合实际研究情况，设计的本书态度的测量条目主要是询问医生对药品透明监管必要性的看法，即有必要公开药品报销流程、结果等信息、有必要公开药品价格等信息、有必要公开医生抗生素使用量、注射剂使用量等处方信息。

感知价值的测量条目设计借鉴了消费者领域感知价值测量条目，结合感知价值维度和本书研究对象，最终确定药品使用信息监管感知价值包括三个维度，即情感价值（公开药品使用信息能带来成就感）、认知价值（公开药品使用信息能促进学习合理用药知识）、功能价值（公开药品使用信息能促进医疗服务质量的提高，尤其是合理用药水平）。

感知风险的测量条目设计基于前人的测量基础，在考虑感知风险维度构面的前提下，针对每个维度设计相应的调查条目直接询问感知风险的程度。本书结合调查对象最终确定调查维度包括四个方面，即财务风险、社会风险、心理风险、身体风险。财务风险主要是指医生处方行为信息透明，会影响医生的门诊业务量，影响医生的收入；社会风险是指医生处方信息透明可能会影响医生在亲人和同事心中的声誉和形象；心理风险是指医生处方信息透明可能会影响医生的自我评价、自我形象；身体风险是指医生处方信息透明可能会增加医患医疗纠纷从而对医生身体造成风险。

行为意愿的测量条目设计借鉴 Zeithaml、Berry 和 Parasuraman 的测量框架，本章行为意愿的测量主要集中在转换、溢价和忠诚三个维度。关于转换维度涉及的测量条目为：使用更多质优价廉的药品、降低门诊费用、减少抗生素使用量、减少流感病人的抗生素使用量、减少注射剂使用量。溢价维度主要是指医生愿意付出更多的时间、精力来提高处方质量。忠诚是指医生愿意建议周围的同事改善自己的处方行为。

综上所述，在充分借鉴目前已有研究成果的基础之上，结合本书的特点，本阶段测量工具分为5个部分，共摘录形成21个初始测量条目。各部分的测量条目的理论来源如表4-1所示。此外，测量工具还包括医生个人基本资料，即性别、年龄、工作年限、教育程度、职称、科室、当前平均月收入、希望当前月收入上涨数额、每周工作总时间（见表4-1）。

表4-1　　　　　　　　　　问卷各部分测量条目来源

编号	维度	条目	来源
a1	信息可及	信息容易获取	条目形成基础为信息可及定义，参考文献：Antonio（2012）；Coffee（2012）；Information for All Programme，IFAP；Teo（2003）；Fidel（2004）
a2		信息详略得当	
a3		信息丰富多样	
a4		信息形式恰当	
b1	态度	有必要公开药品报销相关信息	条目形成基础为前人测量工具，参考文献：张丽仙（2004）；Bagozzi（1979）；Torelli
b2		有必要公开药品价格	
b3		有必要公开抗生素使用相关信息	

续表

编号	维度	条目	来源
c1	感知价值	公开能够带来成就感	条目形成基础为感知价值维度和前人测量工具，参考文献：Sheth（1991）；Gro¨nroos（1997）；Sweeney（2001）；Chen（2013）；Wuk Kwun（2011）；Monroe（1991）
c2		公开促使主动学习合理用药知识	
c3		公开能够促进合理用药	
d1	感知风险	公开会损害声誉	条目形成基础为感知风险维度和前人测量工具，参考文献：McCarthy（2005）；Dan（2008）；Tsiakis（2012）；Li（2012）；Chang（2013）；Peter（1975）
d2		公开会减少收入	
d3		公开会损害形象	
d4		公开会增加纠纷	
e1	行为意愿	愿意使用更多廉价药	条目形成基础为前人测量工具，参考文献：Zeithaml、Berry 和 Parasuraman（1996）；Kuruuzum（2010）；Clemes（2009）
e2		愿意降低处方费用	
e3		愿意减少抗生素使用	
e4		愿意减少流感抗生素使用	
e5		愿意减少注射剂使用	
e6		愿意提高处方质量	
e7		愿意建议同行改善处方行为	
f		基本资料	性别、年龄、工作年限、教育程度、职称、科室、当前平均月收入、希望当前月收入上涨数额、每周工作总时间

二 初始条目的修改与调整

（一）基于专家法的修改结果

通过计算发现条目"愿意使用更多廉价药""愿意提高处方质量""愿意建议同行改善处方行为"三个条目的 CVI 取值低于 0.78。根据专家意见，删除三个条目。

（二）基于实证数据分析的修改结果

1. 调查对象基本情况

本次调查共回收 290 份有效问卷。男性医生所占比例高于女性医生，分别为 62.41% 和 37.59%。医生的年龄集中于 31 岁到 50 岁。医生的教育程度普遍偏低。调查的医生职称集中于住院医师和主治医师。医生集中于内科，约占总医生数的 1/3。医生收入偏低，月均收入 3000 元及以下的医生占比为 88.77%（见表 4 - 2）。

表 4 - 2　　　　　　　　研究对象的基本情况

指标		N	%
性别	男	176	62.41
	女	106	37.59
年龄	<30 岁	43	16.35
	31—40 岁	112	42.59
	41—50 岁	75	28.52
	51—60 岁	23	8.75
	>61 岁	10	3.80
教育程度	高中（或中专）及以下	43	15.09
	大专	173	60.70
	本科及以上	69	24.21
职称	未定级	41	14.29
	住院医师	107	37.28
	主治医师	125	43.55
	副主任医师及以上	14	4.88
科室	内科	93	32.18
	外科	54	18.69
	中医科	19	6.57
	全科	35	12.11
	妇产科	33	11.42
	口腔科	18	6.23
	康复科	4	1.38
	其他	33	11.42
平均月收入	<2000 元	184	64.56
	2000—3000 元	69	24.21
	3001—4000 元	27	9.47
	>4000 元	5	1.75

2. 量表信度检验

如表 4-3 所示，本书总体信度和各维度信度均在 0.7 以上，说明该测量工具信度较好。

表 4-3　　　　　量表各维度及总体克朗巴赫系数

问卷维度	Cronbach's α 系数
信息可及	0.982
态度	0.788
感知价值	0.757
感知风险	0.897
行为意愿	0.837
总体	0.849

由表 4-4 结果可知，删除条目"公开信息能够带来成就感"后，该维度克朗巴哈系数由 0.757 提升至 0.821，但是，整体量表的克朗巴哈系数却由 0.849 下降至 0.838，通过咨询专家，专家意见为，到基层医疗卫生机构就诊的患者病情较轻，且医生和患者较为熟识，因此不易发生医疗纠纷，可以删除该条目。

表 4-4　　　删除某一条目后相应维度和总体克朗巴哈系数变化情况

编号	条目	维度信度	删除该条目后，维度信度	删除该条目后，总体信度
a1	信息容易获取		0.978	0.835
a2	信息详略得当	0.982	0.973	0.834
a3	信息丰富多样		0.977	0.834
a4	信息形式恰当		0.976	0.834
b1	有必要公开药品报销相关信息		0.691	0.847
b2	有必要公开药品价格	0.788	0.608	0.846
b3	有必要公开抗生素使用相关信息		0.691	0.842

续表

编号	条目	维度信度	删除该条目后，维度信度	删除该条目后，总体信度
c1	公开能够带来成就感	0.757	0.821	0.838（与总体效度相比，降低了，此条目暂时保留）
c2	公开促使主动学习合理用药知识		0.573	0.840
c3	公开能够促进合理用药		0.631	0.840
d1	公开会损害声誉	0.897	0.850	0.846
d2	公开会减少收入		0.868	0.845
d3	公开会损害形象		0.821	0.845
d4	公开会增加纠纷		0.920	0.856（删除该条目）
e1	愿意减少抗生素使用	0.837	0.813	0.842
e2	愿意减少流感抗生素使用		0.800	0.841
e3	愿意减少注射剂使用		0.773	0.842
e4	愿意降低处方费用		0.788	0.842
总体信度		0.849		

综上所述，目前本书测量工具包含 5 个维度，17 个条目。测量工具各维度及总体信度见表 4 - 5。

表 4 - 5　　　　条目调整后量表各维度和总体克朗巴赫系数

问卷维度	Cronbach's α 系数
信息可及	0.982
态度	0.788
感知价值	0.757
感知风险	0.920
行为意愿	0.837
总体	0.856

3. 量表效度检验

（1）探索性因子分析结果。对上述 17 个条目进行探索性因子分析，KMO = 0.829，大于 0.8，且 β 球形检验具有统计学意义（$\chi^2 = 4010.446$，

P < 0.01)。共提取出 5 个公因子，且累计方差贡献率为 79.659% （见表 4 - 6)。

表 4 - 6　　　　　　　　　　　预测因子贡献情况

因子	特征根	方差贡献率%	累计方差贡献率%
1	5.59	32.882	32.882
2	2.634	15.496	48.379
3	2.534	14.909	63.287
4	1.659	9.759	73.046
5	1.124	6.613	79.659

如表 4 - 7 所示，所有因子包含的条目因子载荷均大于 0.5，因此探索性因子分析后保留所有条目。

表 4 - 7　　　　　　测量工具各个条目在相应因子上的载荷值

条目	公因子 1	公因子 2	公因子 3	公因子 4	公因子 5
a1	0.953	0.082	0.114	0.03	0.111
a2	0.959	0.077	0.142	0.038	0.117
a3	0.953	0.064	0.126	0.066	0.114
a4	0.949	0.05	0.159	0.008	0.142
b1	0.048	0.892	0.082	-0.047	0.192
b2	0.094	0.89	0.193	-0.027	0.111
b3	0.136	0.581	0.514	0.024	0.083
c1	0.276	0.092	0.649	0.22	0.08
c2	0.098	0.149	0.834	0.033	0.218
c3	0.114	0.167	0.802	-0.018	0.26
d1	0.049	-1.44E-05	0.023	0.925	0.027
d2	0.063	-0.043	0.118	0.905	0.049
d3	0.001	-0.018	0.04	0.942	0.042
e1	0.107	0.001	0.264	0.012	0.778
e2	0.103	0.135	0.098	0.01	0.837
e3	0.097	0.055	0.1	0.095	0.814
e4	0.125	0.208	0.12	0.015	0.742

注：公因子 1：信息可及；公因子 2：态度；公因子 3：感知价值；公因子 4：感知风险；公因子 5：行为意愿。

综上所述，探索性因子分析提取的公因子与理论模型一致，且各个项目在其相应变量上的因子载荷值都大于0.5，交叉变量的因子负载没有超过0.5，累计方差贡献率大于70%，则说明因子的结果清晰，数据效度较好。

（2）验证性因子分析结果。采用结构方程模型法，对探索性因子分析保留下来的17个条目进行验证性因子分析。由表4－8可知，17个条目的验证性因子载荷均高于0.5，且根据因子载荷值计算各因子的平均提取方差值（AVE）均大于0.5，CR的值均大于0.7说明测量工具具有较好的结构效度，保留全部条目。

表4－8　　　　　　验证性因子分析因子载荷及效度检验结果

公因子	条目	验证性因子载荷	AVE	CR
信息可及	a1	0.96	0.936	0.983
	a2	0.98		
	a3	0.96		
	a4	0.97		
态度	b1	0.82	0.618	0.826
	b2	0.90		
	b3	0.61		
感知价值	c1	0.55	0.566	0.791
	c2	0.84		
	c3	0.83		
感知风险	d1	0.86	0.799	0.923
	d2	0.88		
	d3	0.94		
行为意愿	e1	0.76	0.572	0.842
	e2	0.81		
	e3	0.75		
	e4	0.70		

三　测量量表的形成

本节的研究内容为开发医务人员合理用药透明监管运行机制测量工

具，整个过程分为四个步骤：①通过文献法确定测量工具初始条目库，共摘录了 21 个条目；②通过专家法，根据 CVI 值，删除了"愿意使用更多廉价药""愿意提高处方质量""愿意建议同行改善处方行为"三个条目，剩余 18 个测量条目。同时进行了预调查，结果显示测量条目简单易懂，不存在歧义；③对湖北省 Q 市开展了实证调查，共收集了290 份有效问卷；④在实证调查的基础上对测量工具进行信度、效度检验，删除了"公开信息会增加医疗纠纷"条目，剩余 17 个条目。

经过如上四个步骤，最终形成药品使用透明监管机制测量工具，该工具共包括 5 个维度，17 个条目（见表 4－9）（附件 6）。

表 4－9　　　　　基层医疗卫生机构医务人员合理用药
透明监管运行机制测量工具

测量维度	测量条目	选项及赋分说明
信息可及	信息容易获取	
	信息详略得当	
	信息丰富多样	
	信息形式恰当	
态度	有必要公开药品报销相关信息	
	有必要公开药品价格	
	有必要公开抗生素使用相关信息	A. 完全不同意；B. 不太同意；C. 一般；D. 比较同意；E. 非常同意 赋值为 1—5，分数越高，说明信息可及性越高、态度越积极、感知价值越高、感知风险越高、行为意愿越强烈
感知价值	公开能够带来成就感	
	公开促使主动学习合理用药知识	
	公开能够促进合理用药	
感知风险	公开会损害声誉	
	公开会减少收入	
	公开会损害形象	
行为意愿	愿意减少抗生素使用	
	愿意减少流感抗生素使用	
	愿意减少注射剂使用	
	愿意降低处方费用	

第二节　合理用药透明监管制度运行机制： 基于供方的实证构建

一　模型各个维度描述性分析

对基层医疗卫生机构医务人员合理用药透明监管运行机制模型各维度得分进行分析，结果如表4-10所示。

表4-10　　　　　　　基层医务人员合理用药透明监管运行 机制模型各维度得分情况

维度	条目数量	维度得分范围	均值	标准差	得分率%
信息可及	4	0—20	11.63	4.19	58.14
态度	3	0—15	13.08	2.20	87.17
感知价值	3	0—15	11.61	2.39	77.40
感知风险	3	0—15	7.81	3.36	52.09
行为意愿	4	0—20	16.03	3.02	80.14

注：得分率＝维度平均得分/维度总分。

二　结构方程模型

构建基层医疗卫生机构医务人员合理用药透明监管运行机制模型初始模型如图4-1所示。由结果可知，信息可及对感知风险、态度对感知

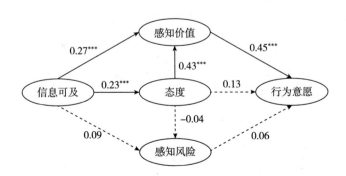

图4-1　基层医务人员合理用药透明监管运行机制的初始模型

注：＊p＜0.05；＊＊p＜0.01；＊＊＊p＜0.001。

风险、态度对行为意愿、感知风险对行为意愿没有显著性影响（p > 0.05）。根据模型发展策略，删除这四个没有显著性意义的假设，进一步构建结构方程模型。

删除无意义假设后，Lisrel 给出了修正后的结构方程模型的拟和指标，如表 4 - 11 所示。χ^2 与自由度（df）的比率（$\chi^2/df = 2.26 < 3$）符合拟合指数的要求。

表 4 - 11　基层医务人员合理用药透明监管运行机制初始模型拟合指数

拟合指数	标准值	实际值	拟合结果
χ^2/df	< 3	2.26	理想
RMSEA	< 0.08	0.07	理想
GFI	> 0.80	0.90	理想
AGFI	> 0.80	0.87	理想
CFI	> 0.90	0.97	理想
NNFI	> 0.90	0.96	理想
IFI	> 0.90	0.97	理想

由结构方程模型结果可知，信息可及对感知价值有显著性影响（r = 0.27，p < 0.001）。感知价值对行为意愿有显著性影响（r = 0.53，p < 0.001）。信息可及对态度具有显著性的影响（r = 0.22，p < 0.001）。态度对感知价值具有显著性的影响（r = 0.44，p < 0.001）。但是态度对行为意愿却没有显著性影响。此外，信息可及对感知风险，态度对感知风险，感知风险对行为意愿均没有显著性影响（见图 4 - 2）。

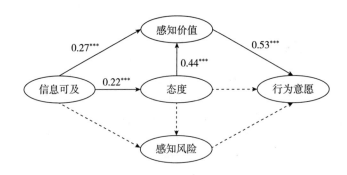

图 4 - 2　基层医务人员合理用药透明监管运行机制模型

注：＊p < 0.05；＊＊p < 0.01；＊＊＊p < 0.001。

在构建的药品使用透明监管机制模型中，共构成了两条途径，具体为"信息可及—感知价值—行为意愿"和"信息可及—态度—感知价值—行为意愿"。

第三节 合理用药透明监管制度运行机制：基于需方的量表设计

本章以文献研究为基础，结合专题小组讨论，首先形成感知透明、感知价值、态度和行为倾向的初始问卷。进行预调查，根据调研过程和结果中出现的问题对初始问卷进行修改和删减，形成二级量表。使用相关系数法、克朗巴赫系数法、因子分析法对量表条目进行筛选，形成最终问卷。采用克朗巴赫系数、结构效度和收敛效度对各部分问卷进行信度和效度评价。

一 基于医疗服务需求者的初始测量条目

（一）感知透明初始测量条目

通过前文的文献分析，并经过两轮专题小组讨论，形成了感知透明的初始量表，明确了测量条目包括：信息容易获取、位置醒目显眼、内容清晰、信息是准确的，公示的形式丰富多样、容易理解、信息量适中，不会给您造成阅读负担、信息是最新的、信任信息、满足就诊需要、方便就诊；采用初始量表进行小范围的预调查，发现条目"信息公开能够满足就诊需要"和"方便就诊"的针对性不强且内容有重复，由于患者的习惯性思维，多考虑到的信息内容是就医流程等信息，不易想到用药相关信息，因此将其改为"用药公开信息是您所需要的"。关于条目"信息是准确的"，大多数患者表示自己非专业人员，无法判断信息是否准确，因此此条目测量意义不大，被删除。此外通过预调查，对一些语义不明确、不易理解及不易操作的条目进行了修改和调整，最终形成感知透明的二级量表，二级量表条目包括：信息容易获取、位置醒目显眼、内容清晰、公示的形式恰当、容易理解、信息量适当、及时、是您所需要的、信任信息。

（二）感知价值测量条目设计

由于课题组是以简洁、易获取、易理解的方式将用药相关信息免费公开给患者，患者不需要花费金钱，精力和时间花费也很有限，因此本章测量感知价值时主要考虑患者的"所得",不考虑患者"所失"。综合文献研究和两轮专题小组讨论,结合用药信息透明的特殊性,本章认为患者对用药质量信息透明的感知价值指的是患者在看到用药质量信息或感受用药质量信息公开服务后,对其可能产生的功能、认知、情感等方面价值的总体评价,据此设计感知价值的初始问卷,考虑到患者时间和精力有限,问卷条目设计尽量简洁、不重复、代表性强,用最少的问卷条目测量我们想要了解的内容。问卷条目包括:信息的公开维护了您的知情权、使您感觉受到了尊重、使您的报销变得方便快捷、使您了解到了合理用药的知识、对您选择医生以及用药方案有用、您对这些信息满意;采用初始问卷进行小范围预调查,调查过程中发现条目"使您的报销变得方便快捷"指代的信息内容不明确,因此删除。条目"对您选择医生以及用药方案有用"包括多重信息,不利于患者回答,因此分解为"对您选择医生有用"和"对您选择用药方案有用"两道题目。此外,对一些语义不明确、不易理解及不易操作的条目进行了修改和调整,形成感知价值的二级量表,二级量表条目包括:信息的公开维护了您的知情权,使您感觉受到了尊重、使您了解到消炎药和注射剂使用的一些知识、对您选择用药方案有用、对您选择医生有用、用药信息(药品使用、费用、价格等信息)公开工作比您预期得要好、对用药信息公开工作满意。

(三)态度测量条目设计

本章主要从认知性评价反应来测量态度,主要为了解医生用药信息公开后,患者认知和评价信息透明可能对医生注射剂使用量、抗生素使用量及医疗花费产生的影响。通过文献研究法和两轮专题小组讨论,形成了患者对信息透明态度的初始量表,主要从以下四个条目测量:医生和卫生院用药质量信息公开后,您看病时接受的注射剂(吊针)会减少、您看病时接受的消炎药会减少、您看病时医护人员的态度会变好、看病的花费会降低。采用初始量表进行了小范围预调查,发现条目"看病时医护人员的态度会变好"与用药质量信息公开的相关性不强,不易让患者聚焦用药质量信息公开,因此删除该条目。之后,从易理解性和可阅读性对条目进行了修改和调整,形成了态度的二级量表,量表条目包括:医生和卫生院的用药质量信息公开后,您及您的亲戚朋友看病时打的注射剂(吊针)会减少、您及您的亲戚朋友看病时开的抗生素会减少、您及您的亲戚朋友看病时的花费会降低。

（四）行为倾向测量条目设计

综合以上行为意向和患者使用信息行为方面的文献研究，结合专业判断，本章拟从以下几个条目测量用药信息公开后患者的行为意愿：愿意花费时间和精力去主动获取这些信息，未来会继续关注医疗机构公布的药品使用、费用、价格等用药信息，会使用这些信息来选择医生或医疗机构，会使用这些信息指导用药行为。经过预调查发现，条目"会使用这些信息来选择医生或医疗机构"含有两层含义，不利于患者作出选择，因此将其分解为"会使用这些信息来选择医生"和"会使用这些信息来选择卫生院"，此外，对一些语义不明确、不易理解及不全面的条目进行了修改和调整，形成了二级量表，量表条目包括：会依据公开信息选择用药质量较好的医生、会依据公开信息选择用药质量较好的卫生院、会使用公开信息指导自己或别人用药、愿意花费时间和精力去主动获取这些信息、会继续关注卫生院公布的用药信息（药品使用、费用等信息）。

二　量表条目的筛选调整

（一）相关系数法

如果条目与所属量表的相关系数小于0.4，则删除该条目，另外保留与所属量表相关性高且与其他量表相关性差的条目。通过单样本 K—S 检验，所有条目都呈非正态分布，因此采用 Spearman 相关系数法计算每个条目得分与所属量表总分的相关系数，结果显示所有条目与其所属维度的相关系数均大于0.4（P<0.001），也大于与其他量表的相关系数，因此保留所有条目（见表4-12）。

表4-12　　　　　　　条目与各量表总分的相关分析

维度	条目	感知透明	感知价值	态度	行为倾向
感知透明	PT1	0.717**	0.533**	0.103*	0.195**
	PT2	0.767**	0.601**	0.075	0.213**
	PT3	0.852**	0.766**	0.113**	0.314**
	PT4	0.845**	0.745**	0.109**	0.301
	PT5	0.506**	0.388**	0.135**	0.393**
	PT6	0.696**	0.564**	0.109**	0.298**
	PT7	0.814**	0.714**	0.022	0.217**
	PT8	0.685**	0.644**	0.232**	0.496**
	PT9	0.801**	0.719**	0.128**	0.259**

续表

维度	条目	感知透明	感知价值	态度	行为倾向
感知价值	PV1	0.822**	0.893**	0.117**	0.388**
	PV2	0.687**	0.841**	0.185**	0.423**
	PV3	0.541**	0.710**	0.251**	0.538**
	PV4	0.562**	0.746**	0.321**	0.651**
	PV5	0.748**	0.824**	0.113**	0.293**
	PV6	0.707**	0.810**	0.015	0.272**
态度	AT1	0.130**	0.179**	0.898**	0.347**
	AT2	0.127**	0.192**	0.916**	0.404**
	AT3	0.130**	0.166**	0.828**	0.333**
行为倾向	BI1	0.415**	0.569**	0.302**	0.769**
	BI5	−0.155**	−0.051	0.242**	0.557**
	BI2	0.190**	0.303**	0.315**	0.724**
	BI3	0.413**	0.439**	0.306**	0.754**
	BI4	0.615**	0.667**	0.278**	0.740**

注：*表示 P；**表示 $P < 0.001$。

（二）克朗巴赫系数法

如表 4 – 13 所示，各部分的克朗巴赫系数均大于 0.7。如表 4 – 14 所示对应各量表的条目，行为倾向部分中条目 BI5（选择卫生院）删除后，系数由 0.756 上升到 0.794，符合删除条件，因此删除该条目。其他条目分别去除后，克朗巴赫系数没有明显的上升，因此保留其余条目。

表 4 –13 　　　　　　　　各量表克朗巴赫系数

测量部分	条目数	克朗巴赫系数
感知透明	9	0.901
感知价值	6	0.905
态度	3	0.873
行为倾向	5	0.756

表4-14 删除该条目后各量表的克朗巴赫系数

维度	删除条目	克朗巴赫系数
感知透明	PT1	0.892
	PT2	0.888
	PT3	0.879
	PT4	0.880
	PT5	0.910
	PT6	0.893
	PT7	0.884
	PT8	0.896
	PT9	0.884
感知价值	PV1	0.874
	PV2	0.880
	PV3	0.904
	PV4	0.899
	PV5	0.883
	PV6	0.888
态度	AT1	0.815
	AT2	0.758
	AT3	0.883
行为倾向	BI1	0.675
	BI5	0.794
	BI2	0.701
	BI3	0.688
	BI4	0.693

（三）因子分析法

1. 探索性因子分析

本章将按照理论模型划分的感知透明、感知价值、态度及行为倾向四部分分别进行探索性因子分析，每个条目的因子载荷至少要大于0.4，不满足此条件的条目建议删除。

（1）感知透明量表的因子分析。由表4-15可见，KMO统计量为0.914，大于0.7，说明各变量相关性较高，适合进行因子分析。Barlett

检验结果显示，卡方统计值的显著性概率小于 0.001，球性假设被拒绝，说明各变量间具有较强的相关性，适合进行因子分析。从表 4 – 16 可见，感知透明的 9 个测量指标仅萃取出一个公因子，特征值为 5.268，解释了总体方差变异的 58.537%。由表 4 – 17 可见，各条目的因子载荷均高于 0.4，因此保留所有条目。

表 4 – 15 感知透明各量表的 KMO 测度与 Bartlett 球性检验结果

Kaiser – Meyer – Olkin 取样适度性度量		0.914
Bartlett 球性检验	近似卡方分布	1631.439
	自由度	36
	显著性	0.000

表 4 – 16 感知透明各量表的总方差分解

Component	初始特征根			旋转后负荷平方和		
	特征值	解释变异（%）	累计解释变异（%）	特征值	解释变异（%）	累计解释变异（%）
1	5.268	58.537	58.537	5.268	58.537	58.537
2	0.935	10.392	68.929			
3	0.654	7.263	76.192			
4	0.566	6.286	82.478			
5	0.445	4.942	87.420			
6	0.371	4.118	91.538			
7	0.296	3.287	94.825			
8	0.257	2.856	97.682			
9	0.209	2.318	100.000			

注：提取因子方法：主成分分析法。

表 4 – 17 感知透明量表各条目的因子载荷

条目	因子载荷
PT4	0.872
PT3	0.860
PT7	0.827

续表

条目	因子载荷
PT9	0.816
PT2	0.801
PT6	0.727
PT1	0.725
PT8	0.715
PT5	0.460

（2）感知价值量表的因子分析。由表4-18可见，各变量间具有较强的相关性，适合进行因子分析。从表4-19可见，感知价值的6个条目共萃取出了一个公因子，特征值为4.081，可解释68.016%的方差变异；由表4-20可见，各条目的因子载荷均高于0.4，因此保留所有条目。

表4-18　感知价值量表的 KMO 测度与 Bartlett 球性检验结果

Kaiser - Meyer - Olkin 取样适度性度量		0.850
Bartlett 球性检验	近似卡方分布	1290.616
	自由度	15
	显著性	0.000

表4-19　感知价值量表的总方差分解

Component	初始特征根			旋转后负荷平方和		
	特征值	解释变异（%）	累计解释变异（%）	特征值	解释变异（%）	累计解释变异（%）
1	4.081	68.016	68.016	4.081	68.016	68.016
2	0.822	13.707	81.723			
3	0.408	6.807	88.530			
4	0.322	5.370	93.900			
5	0.190	3.173	97.073			
6	0.176	2.927	100.000			

注：提取因子方法：主成分分析法。

表 4 – 20 感知价值量表各条目的因子载荷

条目	因子载荷
PV1	0.896
PV2	0.865
PV5	0.857
PV6	0.832
PV4	0.762
PV3	0.723

（3）态度量表的因子分析。由表 4 – 21 可见，KMO 统计量为 0.705，大于 0.7，说明各变量相关性较高，适合进行因子分析。Barlett 检验结果显示，卡方统计值的显著性概率小于 0.001，表明各变量间具有较强的相关性，适合进行因子分析。从表 4 – 22 可见，态度量表的 3 个条目共萃取出了一个公因子，特征值为 2.395，可解释 79.833% 的方差变异；表 4 – 23 显示各条目的因子载荷均高于 0.4，因此保留所有条目。

表 4 – 21 态度量表的 KMO 测度与 Bartlett 球性检验结果

Kaiser – Meyer – Olkin 取样适度性度量		0.705
Bartlett 球性检验	近似卡方分布	504.335
	自由度	3
	显著性	0.000

表 4 – 22 态度量表的总方差分解

Component	初始特征根			旋转后负荷平方和		
	特征值	解释变异（%）	累计解释变异（%）	特征值	解释变异（%）	累计解释变异（%）
1	2.395	79.833	79.833	2.395	79.833	79.833
2	0.406	13.526	93.359			
3	0.199	6.641	100.000			

注：提取因子方法：主成分分析法。

表 4 – 23　　　　　　　　　　　态度量表各条目的因子载荷

条目	因子载荷
AT2	0.929
AT1	0.899
AT3	0.851

（4）行为倾向量表的因子分析。由表 4 – 24 可见，KMO 统计量为 0.776，大于 0.7，说明各变量相关性较高，适合进行因子分析。从表 4 – 25 可见，行为倾向的 4 个条目提取出了一个公因子，特征值为 2.578，可解释总方差变异的 64.454%。表 4 – 26 显示各条目的因子载荷均高于 0.4，因此保留所有条目。

表 4 – 24　　　行为倾向量表的 KMO 测度与 Bartlett 球性检验结果

Kaiser – Meyer – Olkin 取样适度性度量		0.776
Bartlett 球性检验	近似卡方分布	471.838
	自由度	6
	显著性	0.000

表 4 – 25　　　　　　　　　行为倾向量表的总方差分解

Component	初始特征根			旋转后负荷平方和		
	特征值	解释变异（%）	累计解释变异（%）	特征值	解释变异（%）	累计解释变异（%）
1	2.578	64.454	64.454	2.578	64.454	64.454
2	0.607	15.164	79.617			
3	0.456	11.401	91.019			
4	0.359	8.981	100.000			

注：提取因子方法：主成分分析法。

表 4 – 26　　　　　　　　行为倾向量表各条目的因子载荷

条目	因子载荷
BI1	0.806
BI2	0.781
BI3	0.780
BI4	0.842

2. 验证性因子分析

本章将使用验证性因子分析来验证观察变量是否可以有效作为因素构建（潜在变量）的测量变量，每个观察变量的因素负荷量越高，表示受到潜在变量影响的强度越大，因素负荷越低，表示受到潜在变量影响的强度越小；当一个观察变量与其他变量间的共变关系较强时，则结合该变量对量表的专业意义，删除或保留该变量。

从初始模型运算的拟合结果来看，各个观察变量的标准因子载荷均大于 0.5，卡方/自由度为 3.37，RMSEA = 0.09，NFI = 0.85，CFI = 0.89，TLI = 0.87，模型的拟合度尚可，但与理想的拟合指数值仍有差距，因此需进行模型的修正（见图 4 - 3）。以下是对原始模型的修正过程（见图 4 - 4 至图 4 - 8、表 4 - 27）：

（1）修正模型 1——增加残差 b1 与 p4 间的相关路径

观察原始模型的修正指数（MI），观察变量残差 b1 与 p4 间的 MI 值最大达到 51.332，表明如果增加残差 b1 与 p4 间的相关路径，模型卡方值会减小较多，结合专业意义考虑，当患者认为医生用药信息公开对患者选择医生有用时，其使用信息选择医生的意愿可能会比较强，两者存在相关，因此增加残差 b1 与 p4 间的相关路径，重新估计模型，卡方值由 684.664 降至 623.769，卡方/自由度由 3.37 降至 3.088，降幅较大。各变量的标准因子载荷均大于 0.5，拟合度较原始模型有所改善（见图 4 - 4）。

（2）修正模型 2——增加残差 e1 与 e2 间的相关路径

重新估计模型，发现 e1 与 e2 间的 MI 值较大，为 46.415，表明如果增加 b5 与 b2 之间的残差相关的路径，模型卡方值会减小较多，结合专业意义考虑，"公开信息容易获取"与"位置醒目"存在相关，因此增加 e1 与 e2 间的相关路径，估计结果显示卡方值有一定下降，拟合度指标值要优于模型 1（见图 4 - 5）。

（3）模型 3——增加残差 p3 与 p4 间的相关路径

重新估计模型，发现 p3 与 p4 间的 MI 值较大，为 42.065，结合专业意义，考虑"患者认为信息对其选择用药有用"与"患者会根据用药排名信息选择医生是相关的"，因此增加 p3 与 p4 间的相关路径，估计结果显示卡方值有下降，拟合度指标值有改善（见图 4 - 6）。

（4）模型 4——增加残差 p5 与 p6 间的相关路径

重新估计模型，结果显示 p5 与 p6 间的 MI 值较大，为 37.676，结合

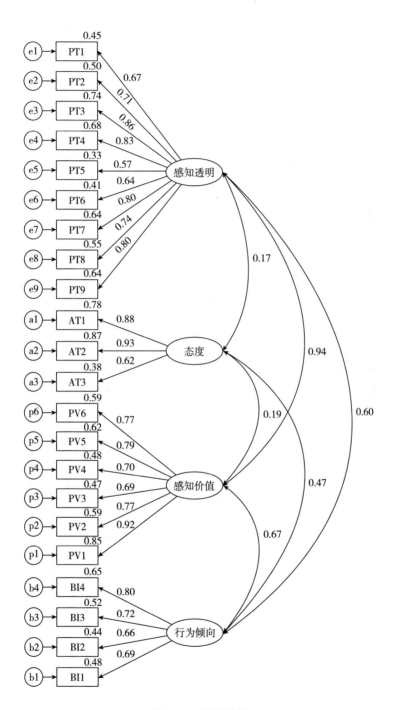

图 4-3　原始模型

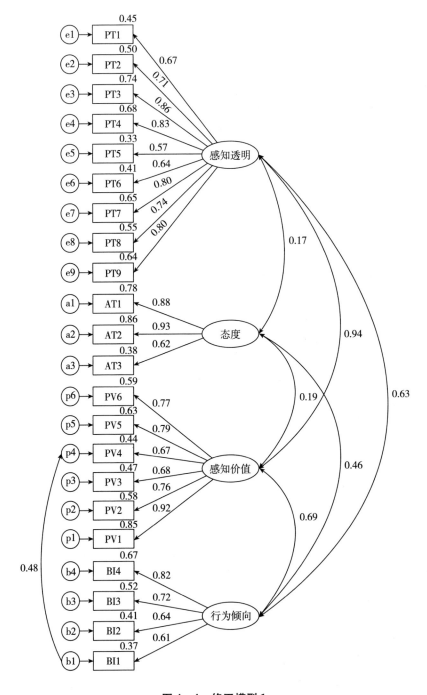

图 4 - 4 修正模型 1

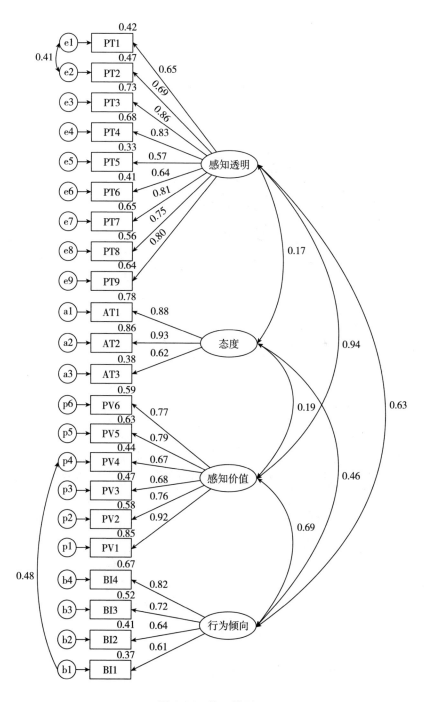

图4-5　修正模型2

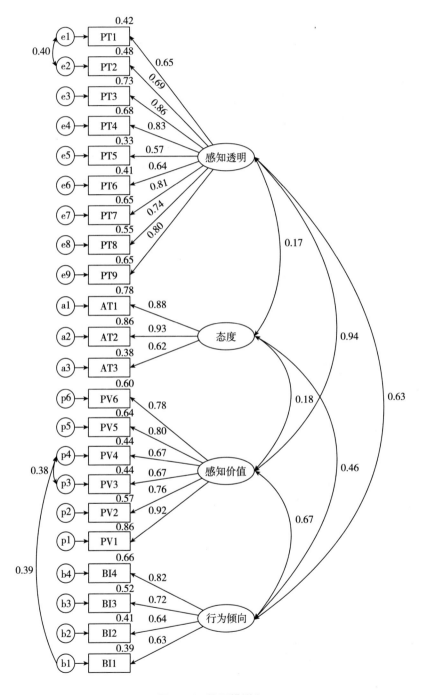

图 4 - 6　修正模型 3

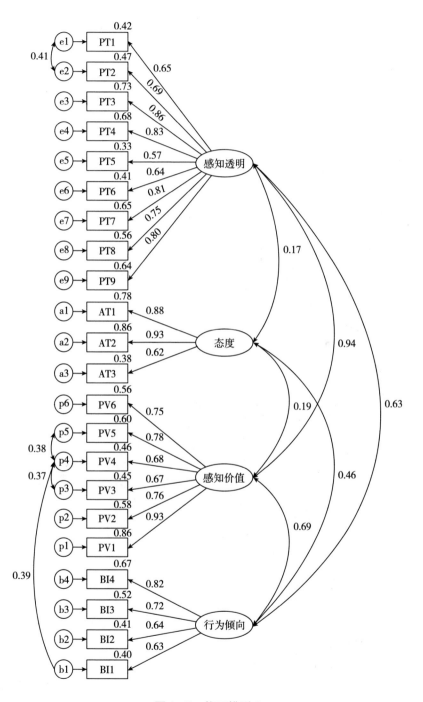

图4-7 修正模型4

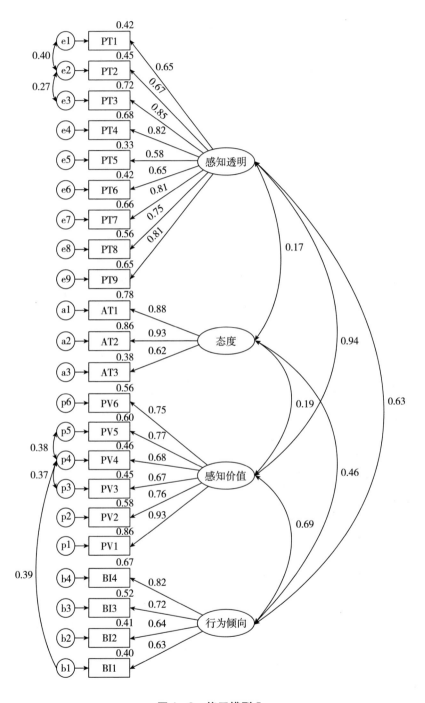

图 4 - 8 修正模型 5

表 4 – 27　原始模型和修正模型拟合指标情况

模型	χ^2	χ^2/df	GFI	AGFI	RMSEA	NFI	IFI	TLI	CFI	载荷是否大于 0.5	模型调整
原始模型	684.66	3.37	0.81	0.76	0.09	0.85	0.89	0.87	0.89	是	增加 b1 < – >p4 间相关路径
M1	623.77	3.09	0.82	0.78	0.08	0.86	0.90	0.99	0.90	是	增加 b1 < – >p4, e1 < – >e2 路径
M2	574.43	2.86	0.83	0.79	0.08	0.88	0.92	0.90	0.91	是	增加 b1 < – >p4, e1 < – >e2, p3 < – >p4 路径
M3	526.47	2.63	0.85	0.81	0.07	0.89	0.93	0.91	0.93	是	增加 b1 < – >p4, e1 < – >e2, p3 < – >p4 路径
M4	486.32	2.44	0.86	0.82	0.07	0.89	0.94	0.92	0.93	是	增加 b1 < – >p4, e1 < – >e2, p3 < – >p4, p5 < – >p6 路径
M5	464.03	2.34	0.87	0.83	0.07	0.90	0.94	0.93	0.94	是	增加 b1 < – >p4, e1 < – >e2, p3 < – >p4, p5 < – >p6, e2 < – >e3 路径
推荐值	越小越好	<2	>0.9	>0.9	<0.8	>0.9	>0.9	>0.9	>0.9	是	

专业意义，考虑"患者对用药公开信息工作满意"与"患者认为用药信息公开工作比预期要好"是相关的，因此增加 p5 与 p6 间的相关路径，估计结果显示卡方值有下降，拟合度指标值有改善（见图 4-7）。

（5）模型 5——增加残差 e2 与 e3 间的相关路径

重新估计模型，结果显示 e2 与 e3 间的 MI 值较大，为 21.461，结合专业意义，考虑"信息清晰"与"信息醒目"是相关的，因此增加 e3 与 e2 间的相关路径，估计结果显示卡方值有下降，拟合度指标值得到改善（见图 4-8）。

三　形成的正式测量问卷及信效度检验

通过克朗巴赫系数法删除行为倾向部分中不符合条件的条目"使用信息选择卫生院"，最终形成包含 9 个条目的感知透明量表、6 个条目的感知价值量表、3 个条目的态度量表和 4 个条目的行为倾向量表（附件7）。每个条目得分求和得到量表的总得分。

（一）问卷信度评价

为评价问卷调查结果的稳定性或一致性的程度，采用克朗巴赫系数量表信度进项检验。如表 4-28 所示，各量表的信度系数都在 0.7 以上，表明量表的信度较好，量表具有较好的稳定性和一致性。

表 4-28　　　　　　　　　各量表的克朗巴赫系数

测量部分	条目数	克朗巴赫系数
感知透明	9	0.906
感知价值	6	0.905
态度	3	0.873
行为倾向	4	0.816

（二）问卷效度评价

本章将使用结构效度和收敛效度来评价感知透明、感知价值、态度和行为倾向等问卷的效度。

1. 结构效度

结构效度被认为是最强最有力的效度评价方法，本章采用探索性因子分析来考察各子量表的结构效度。探索性因子分析主要从两个方面来察量表的结构效度：①提取的公因子应与量表设定的结构相一致，且累计方差贡献率达到40%；②每个条目都应在其所属的公因子上有较高的负荷，大于0.4。

如表4-29所示，四个问卷的KMO统计量均大于0.7，Barlett球性检验结果显示，卡方统计值的显著性概率均小于0.001，说明各变量间具有较强的相关性，适合进行因子分析。感知透明量表的9个测量指标萃取出一个公因子，特征值为5.268，解释了总体方差变异的58.537%，感知价

表4-29　　　　　　　　各量表的结构效度

部分	条目	因子载荷	KMO统计量	Bartlett球性检验	特征值	累计方差贡献率（%）
感知透明	PT4	0.872	0.914	0.000	5.268	58.537
	PT3	0.860				
	PT7	0.827				
	PT9	0.816				
	PT2	0.801				
	PT6	0.727				
	PT1	0.725				
	PT8	0.715				
	PT5	0.460				
感知价值	PV1	0.896	0.850	0.000	4.081	68.016
	PV2	0.865				
	PV5	0.857				
	PV6	0.832				
	PV4	0.762				
	PV3	0.723				
态度	AT2	0.929	0.705	0.000	2.395	79.833
	AT1	0.899				
	AT3	0.851				
行为倾向	BI4	0.842	0.776	0.000	2.578	64.454
	BI1	0.806				
	BI2	0.781				
	BI3	0.780				

值量表的 6 个测量指标萃取出一个公因子，特征值为 4.081，解释了总体方差变异的 68.016%，态度量表的 3 个测量指标萃取出一个公因子，特征值为 2.395，解释了总体方差变异的 79.833%，行为倾向量表的 4 个测量指标仅萃取出一个公因子，特征值为 2.578，解释了总体方差变异的 64.454%。各量表均有较好的结构效度。

2. 收敛效度

通过验证性因子分析得到的各变量的因素负荷量来反映和计算各量表的收敛效度。结果表明各部分量表有较好的收敛效度（见表 4 - 30）。

表 4 - 30　　　　　　　　各部分量表的收敛效度

测量指标	因素负荷量	组合信度	平均方差抽取量
感知透明		0.9131	0.5426
	PT1	0.646	
	PT2	0.671	
	PT3	0.848	
	PT4	0.824	
	PT5	0.575	
	PT6	0.646	
	PT7	0.810	
	PT8	0.750	
	PT9	0.807	
感知价值		0.8937	0.5863
	PV1	0.926	
	PV2	0.764	
	PV3	0.674	
	PV4	0.679	
	PV5	0.774	
	PV6	0.750	
态度		0.8582	0.6749
	AT1	0.883	
	AT2	0.929	
	AT3	0.618	

续表

测量指标	因素负荷量	组合信度	平均方差抽取量
		0.7973	0.50
行为倾向	BI1	0.632	
	BI2	0.641	
	BI3	0.720	
	BI4	0.816	

第四节　合理用药透明监管制度运行机制：基于需方的实证构建

（一）调查样本描述性分析

1. 样本人口学特征

从表4－31可以看出，在本次问卷调查对象中，男、女分别占45.3%和54.7%。从年龄分布来看，被调查者的年龄分布较为均匀，30岁以下患者占比27.9%，31—40岁、41—50岁、51—60岁患者占比分别为23.5%、22.3%、17.2%，60岁以上老年患者占比最低，为9%。从文化程度来看，初中和中专/高中文化水平患者是主要被调查者，分别占总样本的40.2%和29.1%，本科及以上患者占比较低，为3.8%。在健康状况方面，身体状况非常好和良好的患者占比分别为18.7%和43.3%，身体状况一般的患者占比为31.7%。关于是否是第一次来该卫生院看病，81.9%的患者表示来该卫生院看病的次数超过1次，18.1%的患者则是第一次来该卫生院看病。从患者的年收入来看，收入在1万元以下和9万元以上的患者数量较少，分别占比为8.9%和6.9%，年收入在1万—3万元和3万—5万元的患者数量较多，占比均为31%。

2. 各量表条目的描述性分析

由表4－32可见，感知透明量表中各条目得分比较均衡，范围为3.01—3.16分，得分率在60.2%到63.2%，得分最高的条目为PT7（信息公开是及时的），得分最低的条目PT8（信息是您所需要的）；感知价值量表中，各条目得分范围为2.98—3.15分，得分率在59.6%—63%，

表 4 – 31   调查对象的人口学特征

变量	频次	频率（%）
性别		
男	276	45.3
女	333	54.7
年龄（岁）		
30 岁以下	170	27.9
31—40	143	23.5
41—50	136	22.3
51—60	105	17.2
60 岁以上	55	9.0
文化水平		
小学及以下	111	18.2
初中	245	40.2
中专/高中	177	29.1
大专	53	8.7
本科及以上	23	3.8
健康状况		
非常好	114	18.7
良好	264	43.3
一般	193	31.7
比较差	32	5.3
非常差	6	1.0
是否第一次来医院		
是	110	18.1
否	499	81.9
年收入		
1 万元及以下	54	8.9
1 万—3 万元	189	31.0
3 万—5 万元	189	31.0
5 万—7 万元	102	16.7
7 万—9 万元	33	5.4
9 万元以上	42	6.9

表 4 – 32　　　　　　　　各量表条目的描述性分析结果

条目	N	最小值	最大值	均值	得分率（%）	中位值	标准差
感知透明							
PT1	609	1	5	3.08	61.6	3.00	1.180
PT2	609	1	5	3.11	62.2	3.00	1.223
PT3	609	1	5	3.13	62.6	3.00	1.300
PT4	609	1	5	3.10	62.0	3.00	1.115
PT5	609	1	5	3.13	62.6	3.00	1.154
PT6	609	1	5	3.13	62.6	3.00	0.933
PT7	609	1	5	3.16	63.2	3.00	1.156
PT8	609	1	5	3.01	60.2	3.00	1.229
PT9	609	1	5	3.13	62.6	3.00	1.154
感知价值							
PV1	609	1	5	3.15	63.0	4.00	1.469
PV2	609	1	5	3.11	62.2	3.00	1.319
PV3	609	1	5	3.01	60.2	3.00	1.140
PV4	609	1	5	2.98	59.6	3.00	1.251
PV5	609	1	5	3.12	62.4	3.00	1.229
PV6	609	1	5	3.11	62.2	3.00	1.245
态度							
AT1	609	1	5	2.87	57.4	3.00	0.990
AT2	609	1	5	2.89	57.8	3.00	0.973
AT3	609	1	5	2.88	57.6	3.00	0.953
行为倾向							
BI1	609	1	5	2.95	59	3.00	1.124
BI2	609	1	5	2.85	57	3.00	1.090
BI3	609	1	5	2.91	58.2	3.00	1.065
BI4	609	1	5	3.03	60.6	3.00	1.143

条目 PV4（信息对选择医生有用）得分最低，得分率为 59%，其次是条目 PV3（信息对选择用药方案有用），得分为 3.01 分，得分率为 60.2%，该结果表明目前被调查者对信息公开功能价值的认可度还比较低，这可能与患者对用药质量信息及合理用药知识了解程度不够有关。条目 PV1

（信息维护了您的知情权，使您感觉受到尊重）得分最高，得分为 3.15 分，得分率为 63%，表明被调查对信息公开的情感价值相对认可；测量态度的三个条目得分相对较低，均在 2.88 分左右，得分率在 57.6% 左右，该结果表明目前患者可能认为用药公开信息后，注射剂和抗生素使用以及花费不一定会降低；在行为倾向方面，各条目得分相对较低，除了条目 BI4（会继续关注用药公开信息）为 3.03 之外，其余条目均在 3 分以下，得分率的范围为 57%—60.6%，条目 BI2（会使用公开信息指导自己或别人用药）得分最低，以上结果表明当前患者使用信息选择医生和指导用药的意愿，以及花费时间精力去主动获取信息的意愿还比较低。

3. 各量表的描述性分析

由表 4-33 可见，态度量表的得分均值最低，得分率为 57.53%，得分为 8.63 分，表明患者认为用药信息公开不一定会降低看病花费以及消炎药和注射剂的使用量；得分较低的还有行为倾向量表，得分率为 58.65%，得分为 11.73 分，在一定程度上表明患者使用信息、主动获取信息和继续关注医院的意愿不强；感知透明量表的得分相对最高，得分率为 62.18%，得分为 27.98 分，表明患者可能对用药信息公开的可及性、公开方式、相关性等透明情况较为认可；感知价值量表的得分均值为 18.48 分，得分率为 61.6%，表明患者相对较为认可用药信息公开的价值。

表 4-33　　　　　　　　各量表描述性分析结果

维度	均值	条目数	满分	得分率（%）	中位值	标准差	最小值	最大值
感知透明	27.98	9	45	62.18	29.00	7.83	9.00	45.00
感知价值	18.48	6	30	61.60	19.00	6.21	6.00	30.00
态度	8.63	3	15	57.53	9.00	2.58	3.00	15.00
行为倾向	11.73	4	20	58.65	12.00	3.48	4.00	20.00

（二）因素分析

为探索被调查者的人口学特征变量（性别、年龄、文化水平、健康状况、收入水平）和是否首次来该卫生院就诊对感知透明、感知价值、态度和行为意愿得分是否产生影响，首先需对各量表得分进行正态性检验，由于人口统计变量（性别、年龄、文化水平、健康状况、收入水平）和是否首次来医院就诊均为分类变量，在进行因素分析时，当维度的数据分布为正态分布时使用方差分析法，当数据分布为非正态分布时，采用非参数检验法。

1. 感知透明的因素分析

经 Kolmogorov – Smirnov 检验，感知透明得分分布不符合正态分布，因此此部分采用非参数检验进行因素分析。非参数检验结果显示，不同性别、年龄、健康状况、是否首次就诊患者的感知透明得分没有显著性差异，不同文化水平及年收入患者的感知透明得分有差异，且差异有统计学意义（见表 4 – 34 至表 4 – 35）。

表 4 – 34　　　　　　　　不同性别患者感知透明比较

性别	N	秩均值	Z	P 值
男	276	310.55	− 0.709	0.478
女	333	300.40		

表 4 – 35　　　　　　　　感知透明的因素分析结果

变量	N	秩均值	卡方	Sig.
年龄（岁）				
30 以下	170	300.57	2.343	0.673
31—40	143	301.04		
41—50	136	308.37		
51—60	105	324.47		
60 以上	55	283.48		
文化水平				
小学及以下	111	263.41	10.339	0.035
初中	245	306.32		
中专/高中	177	313.20		
大专	53	335.25		
本科及以上	23	358.85		
健康状况				
非常好	114	312.43	2.381	0.666
良好	264	310.39		

续表

变量	N	秩均值	卡方	Sig.
一般	193	292.74		
比较差	32	295.31		
非常差	6	372.83		
是否首次就诊				
是	110	322.79	1.374	0.241
不是	499	301.08		
年收入				
1 万元及以下	54	339.39	12.409	0.030
1 万—3 万元	189	306.73		
3 万—5 万元	189	283.15		
5 万—7 万元	102	323.59		
7 万—9 万元	33	248.33		
9 万元以上	42	350.69		

　　为进一步探究不同文化水平、年收入水平患者的感知透明值的组间差异，采用秩变换分析方法。首先求出感知透明值的秩次，其次再进行方差分析。对感知透明的秩次进行方差分析，结果显示秩次在五组间的差别有显著的统计学意义。使用 LSD 法对文化水平不同五组的感知透明得分进行两两比较，表 4 - 36 显示，文化水平为本科及以上、初中、中专/高中、大专患者的感知透明得分与文化水平为小学及以下患者的感知透明得分的差值有统计学意义，由于差值均为负，因此他们都高于文化水平为小学及以下患者的感知透明得分。使用 LSD 法对年收入不同五组的感知透明得分进行两两比较（见表 4 - 37），结果显示年收入为 9 万元以上的患者的感知透明得分显著地高于年收入为 3 万—5 万元和 7 万—9 万元的患者，差异有统计学意义；年收入为 1 万元以下患者的感知透明得分则显著地高于年收入为 3 万—5 万元和 7 万—9 万元的患者，差异有统计学意义；年收入为 5 万—7 万元的患者高于收入为 7 万—9 万元的患者。综合以上结果来看，高年收入患者（9 万元以上）和低年收入患者（1 万元以下）的感知透明度得分相对较高。

表 4 - 36　　　　　　　不同文化水平患者感知透明的组间比较

（I）文化水平	（J）文化水平	均值差	标准误	显著性	95% 置信区间	
					下限	上限
小学及以下	初中	- 42. 917044 *	20. 008833	0. 032	- 82. 21238	- 3. 62171
	中专/高中	- 49. 795160 *	21. 173342	0. 019	- 91. 37747	- 8. 21285
	大专	- 71. 839878 *	29. 198719	0. 014	- 129. 18322	- 14. 49653
	本科及以上	- 95. 442421 *	40. 065290	0. 018	- 174. 12662	- 16. 75823
初中	小学及以下	42. 917044 *	20. 008833	0. 032	3. 62171	82. 21238
	中专/高中	- 6. 878116	17. 251539	0. 690	- 40. 75840	27. 00217
	大专	- 28. 922834	26. 492836	0. 275	- 80. 95210	23. 10643
	本科及以上	- 52. 525377	38. 138335	0. 169	- 127. 42523	22. 37447
中专/高中	小学及以下	49. 795160 *	21. 173342	0. 019	8. 21285	91. 37747
	初中	6. 878116	17. 251539	0. 690	- 27. 00217	40. 75840
	大专	- 22. 044718	27. 382976	0. 421	- 75. 82213	31. 73269
	本科及以上	- 45. 647261	38. 761961	0. 239	- 121. 77185	30. 47733
大专	小学及以下	71. 839878 *	29. 198719	0. 014	14. 49653	129. 18322
	初中	28. 922834	26. 492836	0. 275	- 23. 10643	80. 95210
	中专/高中	22. 044718	27. 382976	0. 421	- 31. 73269	75. 82213
	本科及以上	- 23. 602543	43. 666284	0. 589	- 109. 35873	62. 15364
本科及以上	小学及以下	95. 442421 *	40. 065290	0. 018	16. 75823	174. 12662
	初中	52. 525377	38. 138335	0. 169	- 22. 37447	127. 42523
	中专/高中	45. 647261	38. 761961	0. 239	- 30. 47733	121. 77185
	大专	23. 602543	43. 666284	0. 589	- 62. 15364	109. 35873

注： * 表示均值差的显著性水平为 0. 05。

表 4 - 37　　　　　　　不同年收入患者感知透明的组间比较

（I）年收入	（J）年收入	均值差	标准误	显著性	95% 置信区间	
					下限	上限
1 万元及以下	1 万—3 万元	32. 656085	26. 960184	0. 226	- 20. 29118	85. 60335
	3 万—5 万元	56. 238095 *	26. 960184	0. 037	3. 29083	109. 18536
	5 万—7 万元	15. 800654	29. 404435	0. 591	- 41. 94689	73. 54820
	7 万—9 万元	91. 055556 *	38. 605864	0. 019	15. 23727	166. 87384
	9 万元以上	- 11. 301587	35. 946912	0. 753	- 81. 89794	59. 29477

续表

(I) 年收入	(J) 年收入	均值差	标准误	显著性	95% 置信区间	
					下限	上限
1 万—3 万元	1 万元及以下	− 32. 656085	26. 960184	0. 226	− 85. 60335	20. 29118
	3 万—5 万元	23. 582011	17. 973456	0. 190	− 11. 71617	58. 88019
	5 万—7 万元	− 16. 855431	21. 466587	0. 433	− 59. 01379	25. 30293
	7 万—9 万元	58. 399471	32. 963712	0. 077	− 6. 33816	123. 13710
	9 万元以上	− 43. 957672	29. 805605	0. 141	− 102. 49308	14. 57773
3 万—5 万元	1 万元及以下	− 56. 238095 *	26. 960184	0. 037	− 109. 18536	− 3. 29083
	1 万—3 万元	− 23. 582011	17. 973456	0. 190	− 58. 88019	11. 71617
	5 万—7 万元	− 40. 437442	21. 466587	0. 060	− 82. 59580	1. 72092
	7 万—9 万元	34. 817460	32. 963712	0. 291	− 29. 92017	99. 55509
	9 万元以上	− 67. 539683 *	29. 805605	0. 024	− 126. 07509	− 9. 00428
5 万—7 万元	1 万元及以下	− 15. 800654	29. 404435	0. 591	− 73. 54820	41. 94689
	1 万—3 万元	16. 855431	21. 466587	0. 433	− 25. 30293	59. 01379
	3 万—5 万元	40. 437442	21. 466587	0. 060	− 1. 72092	82. 59580
	7 万—9 万元	75. 254902 *	34. 991079	0. 032	6. 53572	143. 97409
	9 万元以上	− 27. 102241	32. 033472	0. 398	− 90. 01297	35. 80848
7 万—9 万元	1 万元及以下	− 91. 055556 *	38. 605864	0. 019	− 166. 87384	− 15. 23727
	1 万—3 万元	− 58. 399471	32. 963712	0. 077	− 123. 13710	6. 33816
	3 万—5 万元	− 34. 817460	32. 963712	0. 291	− 99. 55509	29. 92017
	5 万—7 万元	− 75. 254902 *	34. 991079	0. 032	− 143. 97409	− 6. 53572
	9 万元以上	− 102. 357143 *	40. 644007	0. 012	− 182. 17815	− 22. 53614
9 万元以上	1 万元及以下	11. 301587	35. 946912	0. 753	− 59. 29477	81. 89794
	1 万—3 万元	43. 957672	29. 805605	0. 141	− 14. 57773	102. 49308
	3 万—5 万元	67. 539683 *	29. 805605	0. 024	9. 00428	126. 07509
	5 万—7 万元	27. 102241	32. 033472	0. 398	− 35. 80848	90. 01297
	7 万—9 万元	102. 357143 *	40. 644007	0. 012	22. 53614	182. 17815

注：* 表示均值差的显著性水平为 0. 05。

2. 感知价值的因素分析

经 Kolmogorov – Smirnov 检验，感知价值的得分不符合正态分布，因此此部分采用非参数检验进行因素分析。Kruskal – Wallis 检验结果显示，不同性别、年龄、文化水平、健康状况以及是否首次就诊患者间的感知价值得分没有显著性差异，不同年收入患者的感知价值得分有差异，且差异有统计学意义（见表4－38至表4－39）。

表4－38　　　　　　　　　不同性别患者感知价值比较

性别	N	秩均值	Z	P值
男	276	315.35	−1.323	0.186
女	333	296.42		

表4－39　　　　　　　　　感知价值的因素分析结果

变量	N	秩均值	卡方	Sig.
年龄				
30岁以下	170	301.68	1.806	0.771
31—40岁	143	304.06		
41—50岁	136	311.49		
51—60岁	105	316.37		
60岁以上	55	279.95		
文化水平				
小学及以下	111	268.82	6.840	0.145
初中	245	308.48		
中专/高中	177	311.55		
大专	53	327.43		
本科及以上	23	340.37		
健康状况				
非常好	114	296.55	0.731	0.947
良好	264	310.49		
一般	193	304.04		
比较差	32	292.70		
非常差	6	320.58		
是否首次就诊				
是	110	323.93	1.557	0.212

续表

变量	N	秩均值	卡方	Sig.
不是	499	300.83		
年收入				
1 万元及以下	54	345.53	12.594	0.027
1 万—3 万元	189	301.37		
3 万—5 万元	189	281.92		
5 万—7 万元	102	321.36		
7 万—9 万元	33	270.27		
9 万元以上	42	360.64		

为进一步探究不同年收入水平患者感知价值得分的组间差异,采用秩变换分析方法。首先求出感知价值的秩次,其次再进行方差分析。对感知价值的秩次进行方差分析,结果显示秩次在五组间的差别有显著的统计学意义。使用 LSD 法对文化水平不同五组的感知价值进行比较,表 4 - 40 结果显示,年收入为 1 万—3 万元、3 万—5 万元、7 万—9 万元患者的感知透明得分与年收入为 9 万元以上患者感知价值得分的差值有统计学意义,由于差值均为正,因此他们都低于年收入为 9 万元以上患者的感知价值得分。此外,除收入为 9 万元以上的人群外,年收入为 1 万元以下患者人群的感知价值得分要高于其他四组人群,与 3 万—5 万元收入的患者的差异有统计学意义。由以上结果可见,高年收入患者(9 万元以上)和低年收入患者(1 万元以下)的感知价值得分相对较高。

表 4 - 40 不同年收入患者感知价值的组间比较

(I) 年收入	(J) 年收入	均值差	标准误	显著性	95% 置信区间	
					下限	上限
1 万元及以下	1 万—3 万元	44.160053	26.947755	0.102	-8.76280	97.08291
	3 万—5 万元	63.607143*	26.947755	0.019	10.68429	116.53000
	5 万—7 万元	24.165033	29.390879	0.411	-33.55589	81.88595
	7 万—9 万元	75.255051	38.588066	0.052	-.52828	151.03838
	9 万元以上	-15.115079	35.930340	0.674	-85.67889	55.44873

续表

（I）年收入	（J）年收入	均值差	标准误	显著性	95% 置信区间	
					下限	上限
1 万—3 万元	1 万元及以下	− 44. 160053	26. 947755	0. 102	− 97. 08291	8. 76280
	3 万—5 万元	19. 447090	17. 965170	0. 279	− 15. 83481	54. 72899
	5 万—7 万元	− 19. 995020	21. 456691	0. 352	− 62. 13394	22. 14390
	7 万—9 万元	31. 094998	32. 948516	0. 346	− 33. 61279	95. 80278
	9 万元以上	− 59. 275132 *	29. 791864	0. 047	− 117. 78355	− . 76671
3 万—5 万元	1 万元及以下	− 63. 607143 *	26. 947755	0. 019	− 116. 53000	− 10. 68429
	1 万—3 万元	− 19. 447090	17. 965170	0. 279	− 54. 72899	15. 83481
	5 万—7 万元	− 39. 442110	21. 456691	0. 067	− 81. 58103	2. 69681
	7 万—9 万元	11. 647908	32. 948516	0. 724	− 53. 05988	76. 35569
	9 万元以上	− 78. 722222 *	29. 791864	0. 008	− 137. 23064	− 20. 21380
5 万—7 万元	1 万元及以下	− 24. 165033	29. 390879	0. 411	− 81. 88595	33. 55589
	1 万—3 万元	19. 995020	21. 456691	0. 352	− 22. 14390	62. 13394
	3 万—5 万元	39. 442110	21. 456691	0. 067	− 2. 69681	81. 58103
	7 万—9 万元	51. 090018	34. 974947	0. 145	− 17. 59749	119. 77752
	9 万元以上	− 39. 280112	32. 018704	0. 220	− 102. 16183	23. 60161
7 万—9 万元	1 万元及以下	− 75. 255051	38. 588066	0. 052	− 151. 03838	0. 52828
	1 万—3 万元	− 31. 094998	32. 948516	0. 346	− 95. 80278	33. 61279
	3 万—5 万元	− 11. 647908	32. 948516	0. 724	− 76. 35569	53. 05988
	5 万—7 万元	− 51. 090018	34. 974947	0. 145	− 119. 77752	17. 59749
	9 万元以上	− 90. 370130 *	40. 625270	0. 026	− 170. 15434	− 10. 58592
9 万元以上	1 万元及以下	15. 115079	35. 930340	0. 674	− 55. 44873	85. 67889
	1 万—3 万元	59. 275132 *	29. 791864	0. 047	0. 76671	117. 78355
	3 万—5 万元	78. 722222 *	29. 791864	0. 008	20. 21380	137. 23064
	5 万—7 万元	39. 280112	32. 018704	0. 220	− 23. 60161	102. 16183
	7 万—9 万元	90. 370130 *	40. 625270	0. 026	10. 58592	170. 15434

注：* 表示均值差的显著性水平为 0. 05。

3. 态度的因素分析

经 Kolmogorov – Smirnov 检验，态度得分不符合正态分布，因此此部分采用非参数检验进行因素分析。非参数检验结果显示，不同性别、年龄、文化水平、健康状况、年收入患者及是否首次就诊患者间的行为倾向得分的差异没有统计学意义（见表 4-41 至表 4-42）。

表 4-41　　　　　不同性别患者态度得分比较

性别	N	秩均值	Z	P 值
男	276	312.27	-0.945	0.345
女	333	298.97		

表 4-42　　　　　态度的因素分析结果

变量	N	秩均值	卡方	Sig.
年龄				
30 岁以下	170	301.08	0.945	0.918
31—40 岁	143	303.64		
41—50 岁	136	299.31		
51—60 岁	105	311.48		
60 岁以上	55	322.37		
文化水平				
小学及以下	111	311.25	7.021	0.135
初中	245	292.16		
中专/高中	177	302.67		
大专	53	360.64		
本科及以上	23	301.28		
健康状况				
非常好	114	294.89	0.981	0.913
良好	264	307.29		
一般	193	310.78		
比较差	32	292.66		
非常差	6	276.17		
是否首次就诊				
是	110	313.48	0.323	0.570
不是	499	303.13		
收入				
1 万元及以下	54	306.61	0.236	0.999

续表

变量	N	秩均值	卡方	Sig.
1万—3万元	189	303.14		
3万—5万元	189	308.58		
5万—7万元	102	300.44		
7万—9万元	33	311.05		
9万元以上	42	301.50		

4. 行为倾向的因素分析

经 Kolmogorov – Smirnov 检验，行为倾向得分不符合正态分布，因此此部分采用非参数检验进行因素分析。非参数检验结果显示，不同性别、年龄、文化水平、健康状况、年收入患者及是否首次就诊患者间的行为倾向得分的差异没有统计学意义（见表4–43至表4–44）。

表 4–43　　　　　不同性别患者行为倾向比较

性别	N	秩均值	Z	P值
男	276	300.55	−0.570	0.569
女	333	308.69		

表 4–44　　　　　行为倾向的因素分析结果

变量	N	秩均值	卡方	Sig.
年龄				
30岁以下	170	309.51	1.206	0.877
31—40岁	143	292.19		
41—50岁	136	303.97		
51—60岁	105	314.29		
60岁以上	55	309.15		
文化水平				
小学及以下	111	308.23	0.206	0.995
初中	245	302.02		
中专/高中	177	306.21		
大专	53	310.76		

续表

变量	N	秩均值	卡方	Sig.
本科及以上	23	298.52		
健康状况				
非常好	114	281.39	3.869	0.424
良好	264	314.26		
一般	193	311.12		
比较差	32	276.88		
非常差	6	299.00		
是否首次就诊				
是	110	303.30	0.013	0.911
不是	499	305.37		
收入				
1 万元及以下	54	314.06	8.491	0.131
1 万—3 万元	189	298.12		
3 万—5 万元	189	301.00		
5 万—7 万元	102	300.63		
7 万—9 万元	33	275.26		
9 万元以上	42	376.30		

（三）构建结构方程模型

根据研究框架、理论假设及验证性因子分析结果，构建透明机制的结构方程模型（见图 4-9），模型结果显示，患者对用药公开信息的感知透明显著且正向影响其对信息的认知态度（$r=0.169$，$p<0.05$），H1 得到验证；患者对用药公开信息的感知透明显著且正向影响患者的感知价值（$r=0.936$，$p<0.001$），H2 得到验证；患者对用药公开信息的感知价值（$r=0.745$，$p<0.05$）和态度（$r=0.338$，$p<0.001$）对其使用信息的行为意向有显著的作用，H5 和 H6 得到验证。患者对用药信息的态度对其感知价值没有显著性影响（$r=0.036$，$p>0.05$），H4 没有被支持；患者对用药公开信息的感知透明没有直接显著地影响患者使用行为意向（$r=-0.128$，$p>0.05$），因此 H3 未被支持，但是患者对用药公开信息的感知透明可以通过其对信息的感知价值、态度，影响其使用信息的意向，由表 4-45 和表 4-46 可见。最后，由于研究假设 H3 和假设 H4 未被支持，根据修正模型参数和输出的路径图，在原理论模型的基础上淘汰假设 H3 和假设 H4，得到最终的模型路径图（见图 4 - 10）和患者感知用药信息透明作用机制图（见图 4 - 9）。表 4 - 45 和表 4 - 46 显示，各个观察变量的因素负荷量均在 0.576—0.929，表示模型的基本适配度好。模型的拟合指数分析结果显示，修正后模型的拟合度较好，模型可以被接受。

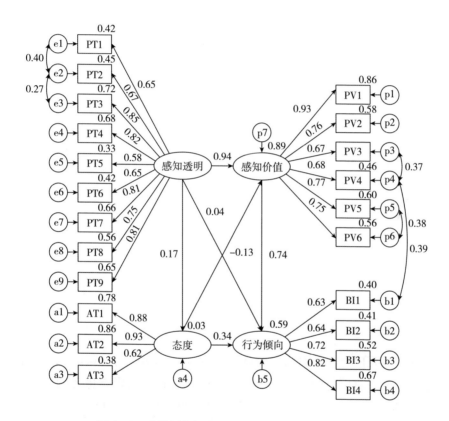

图 4 - 9　全模型各标准系数、标准误、T 值和 P 值

表 4 - 45　　　　　　　　　模型路径系数估计结果

检验项			回归系数	S. E.	C. R.	P	标准回归系数
AT	< - - -	PT	0.163	0.061	2.679	0.007	0.169
PV	< - - -	PT	0.766	0.064	12.062	***	0.936
PV	< - - -	AT	0.030	0.028	1.096	0.273	0.036
BI	< - - -	PT	-0.093	0.172	-0.544	0.586	-0.128

续表

检验项			回归系数	S. E.	C. R.	P	标准回归系数
BI	< - - -	AT	0.255	0.043	5.888	***	0.338
BI	< - - -	PV	0.665	0.221	3.007	0.003	0.745
PT1	< - - -	PT	0.828	0.069	11.985	***	0.646
PT2	< - - -	PT	0.850	0.068	12.526	***	0.671
PT3	< - - -	PT	1.149	0.067	17.204	***	0.848
PT4	< - - -	PT	0.993	0.060	16.519	***	0.824
PT5	< - - -	PT	0.665	0.064	10.439	***	0.575
PT6	< - - -	PT	0.639	0.053	11.987	***	0.646
PT7	< - - -	PT	1.030	0.064	16.120	***	0.810
PT8	< - - -	PT	0.948	0.065	14.508	***	0.750
PT9	< - - -	PT	1.000				0.807
PV1	< - - -	PV	1.786	0.126	14.170	***	0.926
PV2	< - - -	PV	1.313	0.109	12.055	***	0.764
PV3	< - - -	PV	1.000				0.674
PV4	< - - -	PV	1.052	0.075	13.980	***	0.679
PV5	< - - -	PV	1.239	0.102	12.184	***	0.774
PV6	< - - -	PV	1.224	0.103	11.845	***	0.750
AT1	< - - -	AT	0.971	0.055	17.542	***	0.883
AT2	< - - -	AT	1.000				0.929
AT3	< - - -	AT	0.657	0.056	11.660	***	0.618
BI1	< - - -	BI	1.000				0.632
BI2	< - - -	BI	0.980	0.106	9.248	***	0.641
BI3	< - - -	BI	1.131	0.112	10.124	***	0.720
BI4	< - - -	BI	1.390	0.127	10.960	***	0.816
e2	< - - >	e1	0.318	0.050	6.331	***	0.397
e2	< - - >	e3	0.158	0.037	4.328	***	0.269
b1	< - - >	p4	0.282	0.045	6.285	***	0.389
p5	< - - >	p6	0.245	0.045	5.508	***	0.385
p3	< - - >	p4	0.268	0.045	5.952	***	0.369

注：＊＊＊表示 0.01 水平上显著。

表 4 - 46 模型拟合指数计算结果

拟合指标	评价标准	实际估计值	结果
χ^2/df	<3	2.344	理想
GFI	>0.9	0.867	尚可
AGFI	>0.8	0.830	理想
RMSEA	<0.08	0.067	理想
NFI	>0.9	0.9	理想
IFI	>0.9	0.94	理想
TLI	>0.9	0.929	理想
CFI	>0.9	0.939	理想

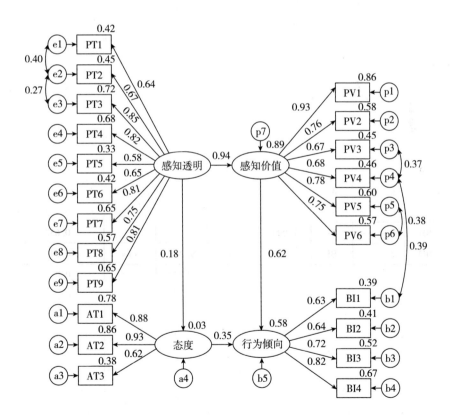

图 4 - 10 最终模型各标准系数、标准误、T 值和 P 值

表 4 – 47   最终模型路径系数估计结果

检验项			回归系数	S. E.	C. R.	P	标准回归系数
AT	< – – –	PT	0.172	0.060	2.861	0.004	0.178
PV	< – – –	PT	0.767	0.064	12.040	***	0.942
BI	< – – –	AT	0.261	0.043	6.110	***	0.349
BI	< – – –	PV	0.550	0.070	7.877	***	0.619
PT1	< – – –	PT	0.827	0.069	11.952	***	0.644
PT2	< – – –	PT	0.850	0.068	12.517	***	0.671
PT3	< – – –	PT	1.149	0.067	17.202	***	0.848
PT4	< – – –	PT	0.993	0.060	16.503	***	0.824
PT5	< – – –	PT	0.666	0.064	10.446	***	0.576
PT6	< – – –	PT	0.639	0.053	11.980	***	0.646
PT7	< – – –	PT	1.029	0.064	16.086	***	0.809
PT8	< – – –	PT	0.950	0.065	14.548	***	0.752
PT9	< – – –	PT	1.000				0.806
PV1	< – – –	PV	1.797	0.127	14.100	***	0.929
PV2	< – – –	PV	1.316	0.110	11.983	***	0.763
PV3	< – – –	PV	1.000				0.672
PV4	< – – –	PV	1.049	0.075	13.909	***	0.675
PV5	< – – –	PV	1.246	0.103	12.144	***	0.776
PV6	< – – –	PV	1.235	0.104	11.835	***	0.753
AT1	< – – –	AT	0.972	0.055	17.527	***	0.883
AT2	< – – –	AT	1.000				0.928
AT3	< – – –	AT	0.658	0.056	11.667	***	0.619
BI1	< – – –	BI	1.000				0.632
BI2	< – – –	BI	0.985	0.108	9.155	***	0.638
BI3	< – – –	BI	1.142	0.114	10.048	***	0.720
BI4	< – – –	BI	1.404	0.129	10.866	***	0.817
e2	< – – >	e1	0.319	0.050	6.343	***	0.398
e2	< – – >	e3	0.158	0.036	4.326	***	0.269
b1	< – – >	p4	0.284	0.045	6.300	***	0.389
p5	< – – >	p6	0.240	0.044	5.426	***	0.380
p3	< – – >	p4	0.273	0.045	6.014	***	0.373

注：＊＊＊表示 0.01 水平上显著。

表 4 - 48　　　　　　　　最终模型拟合指数计算结果

拟合指标	评价标准	实际估计值	结果
χ^2/df	< 3	2.327	理想
GFI	> 0.9	0.866	尚可
AGFI	> 0.8	0.831	理想
RMSEA	< 0.08	0.067	理想
NFI	> 0.9	0.9	理想
IFI	> 0.9	0.94	理想
TLI	> 0.9	0.93	理想
CFI	> 0.9	0.939	理想

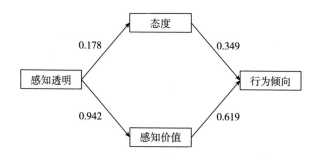

图 4 - 11　基层患者合理用药透明监管运行机制模型

第五节　本章小结

　　本章在上一章的基础上，围绕医生及患者两个主体的合理用药透明监管制度运行机制理论模型的量表设计及实证模型构建过程展开。首先，在初步确定各维度的具体测量指标的基础上分别形成了两个主体的初始量表。其次，采用专家咨询法、专题小组讨论、预调查、实证数据分析等多种方法对量表进行检验及修改，同时采用克朗巴赫系数法、因子分析法等方法对量表的信度及效度进行检验以进行条目的删减与调整或模型的修正。最后，分别形成两个主体的测量问卷，并对合理用药透明监管运行机制进行实证构建及修正。

基于医疗服务提供方的合理用药透明监管制度运行机制的量表设计过程经历了较为严谨的验证及修改过程，并在实证构建的过程中显示出一定的稳定性。本书在前人研究成果的基础上，结合本书特点形成了用于测量运行机制中五个维度的 21 个初始测量条目。通过专家咨询法、预调查及实证数据分析等方法，最终将条目删减并精练至 17 个测量条目，得到最终的医疗服务提供方药品使用透明监管作用机制测量工具。在该机制实证构建的过程中，本书首先对干预基线时间点的调查数据进行了描述性分析，其结果显示，各维度得分率从高到低依次为 87.17%（态度）、80.14%（行为意愿）、77.4%（感知价值）、58.14%（信息可及）、52.09%（感知风险），这说明医生对信息公开持支持态度，其可以从中获得一定的价值，并且基本不会感到有风险，同时也愿意据此对自己的处方行为作出改进。继而，本书进行了合理用药透明监管制度运行机制的结构方程模型建构，以该结果为依据删除了四个无显著性意义的假设，进一步发展了模型，总体上概括为：信息公开通过两条路径对医生处方行为意愿产生影响，一条路径是信息可及影响感知价值，再影响行为意愿；另一条是信息可及影响态度，态度影响感知价值，感知价值影响行为意愿。

基于医疗服务需求方的合理用药透明监管制度运行机制模型的量表设计也同样经历了一系列验证及修改，并一步步对模型进行了修正和实证构建。本书以文献研究为基础，结合专题小组讨论，首先形成该机制所包含的四个维度的初始测量条目。预调查后，根据调研过程和结果中出现的问题对初始测量条目进行修改和删减，形成二级量表。进一步使用相关系数法、克朗巴赫系数法、因子分析法对量表条目进行筛选，并对模型进行了 5 次细化的修正，最终形成包含 9 个条目的感知透明量表、6 个条目的感知价值量表、3 个条目的态度量表和 4 个条目的行为倾向量表。克朗巴赫系数、结构效度和收敛效度检验结果均显示出问卷具有较好的稳定性和一致性。此外，在实证调查后，本书首先对各维度数据结果进行了描述性分析及基于人口学特征变量的因素分析。其中，描述性分析结果显示，得分率从高到低依次为 62.18%（感知透明）、61.6%（感知价值）、58.65%（行为倾向）、57.53%（态度），说明虽然患者对于信息透明的可及性、公开方式、相关性以及信息公开的价值等较为认可，但是其对用药信息公开对降低看病花费以及消炎药和注射剂的使用量的作用持一定怀疑态度，并且其使用信息、主动获取信息和继续关注医院的意愿也不强。而因素分析结果显示，患者的文化程度越高，对用药质量信息透明的关注度、感知度越高；高收入患者（9 万元以上）和低收入患者（1 万元以下）对用药质量信息的感知透明、感知价值得分相对较高；不同人口学特征患者的行为倾向及态度得分并无显著性差异。继而，本书构建出相应的结构方程模型，并根据其结果淘汰了 2 个假设，得到了医疗服务需求方最终的合理用药透明监管制度运行机制模型：信息公开通过两条路径对患者行为倾向产生影响，一条是感知透明影响态度，态度影响行为倾向；另一条是感知透明影响感知价值，感知价值影响行为倾向。

第五章 合理用药透明监管运行机制的有效性验证

第一节 透明监管对促进医务人员合理处方行为的有效性

一 样本匹配结果

依据医生姓名，本书将医生处方数据和行为意愿得分数据相匹配，即医生的每条处方数据都有该医生在相应阶段的行为意愿得分（具体如表 5 − 1 所示）。本书共收集了 1226702 张处方，其中共有 889647 张处方与医生的行为意愿得分匹配成功，代表了研究期间（干预前后共 2 年）72.52% 的医生。四次调查匹配率从 51% 至 73% 不等，共有 45 名（11%）医生没有参与四次调查中的任何一次。

表 5 − 1　　　　　　　　行为意愿得分与相应处方数据匹配结果

处方集（样本量）	处方收集时间	数据匹配	
		行为意愿得分问卷调查（医生数量）	匹配处方数量
基线（n = 567476）	2012 年 11 月 1 日至 2013 年 10 月 31 日	基线调查（n = 209）	n = 361245
干预后 3 个月（n = 167919）	2013 年 11 月 1 日至 2014 年 1 月 31 日	干预后 3 个月调查（n = 289）	n = 142467
干预后 6 个月（n = 172397）	2014 年 2 月 1 日至 2014 年 4 月 30 日	干预后 6 个月调查（n = 300）	n = 144990
干预后 12 个月（n = 318910）	2014 年 5 月 1 日至 2014 年 10 月 31 日	干预后 12 个月调查（n = 268）	n = 240945

二 研究对象的基本特征

本书患者的平均年龄为 32 岁。43% 为男性，80% 以上的患者被保险覆盖。纳入研究的医生平均年龄 41 岁，平均工龄为 20 年。

表 5 - 2 研究对象的基本特征

特征	对照组		干预组	
	干预前	干预后	干预前	干预后
患者				
样本量	162532	233289	198713	295113
年龄	30.99（22.51）	34.79（23.02）	29.64（25.36）	32.92（25.32）
女性患者所占比例(%)	37.56	44.57	43.39	45.82
参保比例（%）	77.19	81.08	78.15	80.42
医生				
样本量	107	172	102	171
年龄	40.99（8.78）	40.99（9.38）	41.88（9.71）	40.02（9.56）
男性比例（%）	67.29	64.53	70.59	63.74
工作年限	19.89（9.39）	19.74（10.16）	20.43（10.21）	18.67（10.45）
教育程度（本科生所占比例%）	25.23	22.09	22.55	19.30
职称（主治医师及以上比例%）	52.33	55.23	47.06	40.35
科室（内科医生所占比例%）	43.92	37.79	43.14	42.69
平均月收入（3000元及以下医生所占比例%）	97.19	95.93	93.14	92.98
希望当前月收入上涨（1000元）	2.03（1.10）	2.05（1.15）	1.89（1.24）	1.91（1.22）
每周工作时间	50.20（12.6）	48.99（12.22）	50.75（13.09）	50.46（13.00）

注：如无特别说明，所有数据以百分比或者均值（标准差）的形式表示。

三 模型变量定义

本书基于倍差法（DID），采用回归模型（GLM 和 GEE 模型），引入一个交互项，即时间变量（干预前"0"、干预后"1"）与组别变量（对照组"0"、干预组"1"）的乘积，以此评价自变量（透明干预）对因变量

（处方指标）的影响。模型中，对医生的个人基本特征和患者的个人基本特征加以控制（见表5-3）。

表 5-3 　　　　　　　　　GLM 和 GEE 模型中自变量的定义

变量	变量定义
医生基本特征	性别：0 = 男；1 = 女
	年龄（哑变量）
	1 =（≤30 岁）
	1 =（31—40 岁）
	1 =（41—50 岁）
	0 =（>50 岁）
	工作年限（哑变量）
	1 =（≤10 年）
	1 =（11—20 年）
	1 =（21—30 年）
	0 =（>30 年）
	教育程度（哑变量）
	1 =（高中以下）
	1 =（高中）
	1 =（大专）
	0 =（本科）
	职称（哑变量）
	1 =（未定级）
	1 =（助理医师）
	1 =（住院医师）
	1 =（主治医师）
	1 =（副主任医师）
	0 =（主任医师）
	科室（哑变量）
	1 =（门诊内科）
	1 =（门诊外科）
	1 =（住院内科）
	1 =（住院外科）

续表

变量		变量定义
医生基本特征		1 =（中医科）
		1 =（妇产科）
		1 =（口腔科）
		1 =（康复科）
		0 =（其他）
		平均月收入（哑变量）
		1 =（＜1500 元）
		1 =（1500—2000 元）
		1 =（2001—2500 元）
		1 =（2501—3000 元）
		1 =（3001—3500 元）
		1 =（3501—4000 元）
		0 =（＞4000 元）
		希望当前月收入上涨（哑变量）
		1 =（≤1000 元）
		1 =（1001—2000 元）
		0 =（＞2000 元）
		每周工作时间：0 =（≤40 小时）；1 =（＞40 小时）
患者基本特征	GLM	性别：0 = 女；1 = 男
		年龄（哑变量）
		1 =（≤18 岁）
		1 =（19—59 岁）
		0 =（≥60 岁）
		医疗保险（哑变量）
		0 = 未参保
		1 = 新农合
		1 = 其他类型保险
	GEE	女性患者所占比例
		新农合患者所占比例
		小于 18 岁患者所占比例
		老年患者所占比例（60 岁及以上）

四 透明干预对医生处方行为的影响

由研究结果可知，Q市医生的抗生素处方率、注射剂处方率处于一个非常高的水平。在透明干预前，超过64%的处方含有抗生素，65%以上的处方含有注射剂。平均处方费用处于一个相对低的水平，约39元，且透明干预后，干预组和对照组的处方费用均有小幅度上升。

广义线性模型结果表明，透明干预后，干预组抗生素处方率下降了11.57%，差异具有显著性意义。透明干预后，干预组平均处方费用下降了约5个百分点，差异具有统计学意义。但是透明干预并没有对注射剂处方率产生显著性的影响。具体结果见表5-4。

表5-4　　　　　　药品使用信息透明干预对处方水平的影响

处方指标	对照组		干预组		干预效果[a]		
	干预前	干预后	干预前	干预后	OR/Coefficient	95% CI	p
抗生素处方率（%）	64.43	61.51	67.66	62.44	0.88	0.80, 0.98	0.016
注射剂处方率（%）	71.84	64.98	65.08	58.18	1.02	0.93, 1.12	0.685
平均处方费用（元）[b]	39.41	45.23	41.7	45.99	-0.05	-0.09, -0.01	0.016

注：加粗字体表示具有显著性意义，即 $p < 0.05$；OR 表示优势比；95% CI 表示95%置信区间。a 表示研究结果由倍差法计算得出。b 表示所得结果是平均处方费用取对数（log）后的结果。

此外，在回归模型中，我们发现医生的个人基本特征会对处方行为产生影响。女性医生更容易开具抗生素和注射剂处方（ $p < 0.001$ ）。年轻的医生抗生素处方率低于年长的医生，但是他们更倾向于开具含有注射剂的处方（ $p < 0.001$ ）。医生的工作时间越长，他们的抗生素处方率、注射剂处方率越高（ $p < 0.001$ ）。此外，职称、工作科室、收入都会显著性地影响医生的实际处方行为（ $p < 0.005$ ）。

五 透明干预对医生行为意愿的影响

总体来说，医生的行为意愿处于一个较高的水平，平均得分处于3.96—4.16分（满分5分）。与基线相比，对照组医生行为意愿得分干预前后没有显著性差异（ $p > 0.05$ ），干预组医生在干预后6个月的时候，行为意愿得分高于基线，且差异具有统计学意义（ $p = 0.03$ ）。具体结果见表5-5。

表 5 - 5　　　　　　　　　医生行为意愿得分变化情况

组别	调查时间	样本量	均值（标准差）	最小值	最大值	高于 4 分所占比例（%）	p（与基线比较，t 检验）
对照组	基线	107	4.03（0.77）	1.75	5	60.75	—
	干预后 3 个月	141	3.97（0.8）	1	5	60.99	0.588
	干预后 6 个月	153	4.02（0.73）	2	5	64.71	0.915
	干预后 12 个月	132	4.16（0.71）	1.75	5	70.45	0.154
干预组	基线	102	3.96（0.74）	2	5	58.82	—
	干预后 3 个月	148	4.07（0.80）	1	5	62.16	0.294
	干预后 6 个月	147	4.16（0.72）	1.5	5	68.03	0.030
	干预后 12 个月	136	4.08（0.75）	1.75	5	68.38	0.205

然而，当通过回归模型控制组别、医生基本特征等协变量后，干预后 6 个月干预组的行为意愿得分与基线相比，这种微小的上升变得没有显著性意义（$\beta = 0.023 \pm 0.071$，$p = 0.743$）。干预后 3 个月与干预后 12 个月行为意愿得分与基线相比，同样没有统计学差异（$p > 0.05$）。具体结果见表 5 - 6。

表 5 - 6　　　　行为意愿得分干预后 3 个月、6 个月、12 个月与
基线比较回归分析

回归模型	系数	标准误	95% CI	P
模型一：3 个月 vs 基线	- 0.002	0.075	- 0.15，0.15	0.976
模型一：6 个月 vs 基线	0.023	0.071	- 0.12，0.16	0.743
模型一：12 个月 vs 基线	- 0.127	0.072	- 0.27，0.01	0.079

注：95% CI 表示 95% 的置信区间。

构建广义估计方程，研究结果表明透明干预对医生行为意愿不具有显著性影响（$\beta = 0.051 \pm 0.06$，$p = 0.397$）。广义估计方程结果显示，基线行为意愿得分对干预后行为意愿变化具有显著性影响，基线行为意愿每提高 1 分会导致干预后行为意愿提高 0.462 分（$p < 0.001$）。此外，职称和受教育程度高的医生的行为意愿比职称和受教育程度低的医生更低，也就是职称越高、教育程度越高的医生更不倾向于改变自己的处方行为

（p < 0.05）。同样地，医生收入水平显著性影响医生的行为意愿，那些期望高收入的医生的行为意愿得分更高（p < 0.05）。具体结果见表5 - 7。

表5 - 7　　　　药品使用信息透明干预对医生行为意愿
得分的影响（GEE 回归分析）

自变量	系数	标准误	95% CI	p
透明干预	0.051	0.060	- 0.067, 0.168	0.397
基线行为意愿得分	0.462	0.035	0.393, 0.530	< 0.001
常数项	1.880	0.289	1.313, 2.447	< 0.001

注：95% CI 表示95% 的置信区间。

由于透明干预对行为意愿不具有显著性影响，根据逐步检验法的要求，不必要进一步构建方程。因此，我们暂时不能探讨行为意愿对医生实际处方行为的中介效应。

第二节　透明监管对促进患者选择行为的有效性

根据本章假设 1：总体上用药信息公开可以促进患者就医行为的改变，从医务人员角度进行分析，假设用药排名高的医生的市场占有率也高。本章拟采用多水平 DID 回归的研究方法，以医务人员的市场占有率为因变量，以医生的标准化排名和其他控制因素为自变量，同时控制研究个体所在机构和月份的固定效应，比较干预组和对照组在干预前和干预后不同时段市场占有率和医生标准化排名之间的回归系数的变化以此间接反映患者的就医选择的变化。

一　调查样本基本社会特征描述

在所有调查的 295 位医生（干预组 139 位，对照组 156 位）中，男性多于女性；以住院医师和主治医师为主，从医生反映的情况来看，医生收入相对较低，低于1500 元的医生占比在干预组和对照组分别达到了30.22% 和26.22%。医生的平均年龄在干预组和对照组均在 40 岁左右。工作年限集中在 11—20 年。干预组和对照组除了在收入方面显示出了一定的差距外，在其他指标上均未有统计学差异（见表5－8）。

表5－8 研究对象基本特征的描述性分析及组间比较

指标	干预组	对照组	χ^2/t	p
性别				
男	84（60.43）	101（64.74）	0.58	0.45
女	55（39.57）	55（35.26）		
教育程度				
高中以下	3	4	0.173	0.982
高中或中专	36	42		
大专	69	74		
大学本科及以上	31	36		
职称				
未定级	9（6.47）	7（4.49）	2.71	0.61
助理医师	35（25.18）	30（19.23）		
住院医师	37（26.62）	42（26.92）		
主治医师	52（37.41）	70（44.87）		
副主任医师及以上	6（4.32）	7（4.49）		
收入				
<1500元	42（30.22）	40（25.64）	14.46	0.006
1500—2000元	39（28.06）	61（39.10）		
2001—2500元	29（20.86）	39（25.00）		
2501—3000元	15（10.79）	14（8.97）		
>3000元	14（10.07）	2（1.28）		
工作年限				
≤10年	37（26.62）	41（26.28）	0.98	0.91
11—20年	60（43.17）	61（39.10）		
21—30年	26（18.71）	32（20.51）		
31—40年	13（9.35）	19（12.18）		
>40年	3（2.16）	3（1.92）		
年龄	39.16±8.85	40.10±9.20	0.9	0.37

注：分类变量采用"频数（百分比）"进行描述，卡方检验进行组间比较；连续性变量采用 Mean±SD 进行描述，T检验进行组间比较。

二 倍差法模型结果

为便于直观的数据比较，本章除建立了以分析净效应为目标的方程外，分别建立了干预组和对照组在干预前、干预后以及干预前后 X 与 Y 依存关系的模型。从分析结果来看，干预组和对照组在干预前的门诊量与其抗生素使用、注射剂使用以及平均处方费用并没有任何有统计意义的关联（见表 5 – 9 至表 5 – 11）。这说明在对医生抗生素、注射剂和处方费用的信息可及性差的情形下，患者并不可能通过这些信息来选择治疗医生。实施干预对患者选择医生的引导作用相当微弱，仅在一个指标上面表现出了有统计学意义的 OR。即抗生素是否排名前 1/3 显著影响门诊量是否前 1/3（OR = 3.86，p = 0.039，95% CI［1.07，13.86］）（见表 5 – 9），而抗生素是否排名后 1/3 对门诊量是否后 1/3 的影响并不显著（OR = 0.55，P = 0.28，95% CI［0.18，1.65］）。根据以上结果可以认为：干预对患者和医生的选择有一定作用但作用非常微弱，干预使患者有更大的可能性选择抗生素排名靠前的医生（OR = 3.86）。

表 5 – 9　　　　　　干预对照组干预前后抗生素排名与相应的
门诊排名的关联分析及实验效应

组别	干预前后	X1	X2
对照组	干预前	0.79 ［0.46，1.36］	0.65 ［0.37，1.13］
	干预后	0.56 ［0.31，1.01］	0.97 ［0.58，1.61］
	干预前后	0.67 ［0.31，1.47］	1.46 ［0.70，3.05］
干预组	干预前	0.60 ［0.36，1.01］	0.76 ［0.43，1.36］
	干预后	1.80 ［0.70，4.64］	0.65 ［0.35，1.18］
	干预前后	2.97 × ［1.06，8.32］	0.83 ［0.36，1.88］
	实验效应	3.86 ［1.07，13.86］	0.55 ［0.18，1.65］
	P	0.039	0.28

注：表格数据均为干预组或对照组在对应的时间段相应的 X 对 Y 的回归系数及 95% 置信区间。

表 5 - 10　　　干预对照组干预前后注射剂排名与相应的门诊排名的关联分析及实验效应

组别	干预前后	X1	X2
对照组	干预前	1.33 [0.70, 2.51]	2.39 [1.20, 4.76]
	干预后	0.60 [0.36, 1.03]	1.16 [0.72, 1.88]
	干预前后	0.48 [0.21, 1.07]	0.55 [0.26, 1.20]
干预组	干预前	0.97 [0.55, 1.74]	1.15 [0.66, 2.01]
	干预后	0.81 [0.44, 1.49]	1.24 [0.63, 2.45]
	干预前后	0.94 [0.41, 2.15]	1.09 [0.46, 2.61]
	实验效应	1.94 [0.60, 6.24]	1.99 [0.62, 6.4]
	P	0.27	0.25

注：表格数据均为干预组或对照组在对应的时间段相应的 X 对 Y 的回归系数及 95% 置信区间。

表 5 - 11　　　干预对照组干预前后处方费用排名与相应的门诊排名的关联分析及实验效应

组别	干预前后	X1	X2
对照组	干预前	1.06 [0.61, 1.84]	1.38 [0.77, 2.47]
	干预后	1.27 [0.68, 2.38]	1.01 [0.60, 1.72]
	干预前后	0.72 [0.34, 1.53]	1.23 [0.53, 2.83]
干预组	干预前	1.18 [0.74, 1.88]	1.73 [1.03, 2.90]
	干预后	0.87 [0.45, 1.66]	1.37 [0.66, 2.81]
	干预前后	0.83 [0.37, 1.86]	0.78 [0.32, 1.89]
	实验效应	0.68 [0.22, 2.11]	1.11 [0.35, 3.59]
	P	0.5	0.86

注：表格数据均为干预组或对照组在对应的时间段相应的 X 对 Y 的回归系数及 95% 置信区间。

研究中发现：影响患者选择医生的主要因素为医生的职称和医生的收入；在所建立的 6 个 DID 模型中，职称和收入在每个模型中的 OR 如表 5 - 12 所示：可以看出医生的职称越高，其门诊量排名在前 1/3 的概率越高（3 个方程中的 OR 分别为 1.61、1.50、1.48，$P < 0.001$）。而医生的职称越高，其门诊量排在后 1/3 的概率可能越低（$OR = 0.84$，$P = 0.048$，

仅在抗生素这一模型中有统计学意义）。同理，医生的收入越高，其门诊量排名在后 1/3 的可能性越高（OR 分别为 1.16、1.14、1.13），医生的收入越高，其门诊量排名在前 1/3 的可能性可能越低（OR 分别为 0.86、0.90、0.93，在抗生素和注射剂两个模型中有统计学意义）（见表 5 – 12）。

表 5 – 12　　　　　　　　　医生门诊量影响因素分析

指标	抗生素		注射剂		平均处方费用	
	Y1	Y2	Y1	Y2	Y1	Y2
职称	1.61***	0.84*	1.50***	0.92	1.48***	1.01
收入	1.16**	0.86*	1.14**	0.90*	1.13**	0.93

注：*** 表示 $P < 0.001$，** 表示 $P < 0.01$，* 表示 $P < 0.05$。

第三节　本章小结

本章对药品使用透明监管制度的干预有效性进行了验证，包括其对医务人员及患者的影响。首先，采用倍差法、广义线性模型、广义估计方程及进行 t 检验等方法探索了透明干预对医务人员的处方行为及行为意愿的影响。其次，采用多水平 DID 回归的研究方法，基于门诊量流向的角度，探索了透明干预对患者选择行为的影响。

药品使用透明监管制度干预对医务人员的影响研究结果显示，药品使用信息透明干预显著性地降低了抗生素处方率和处方费用，但是对注射剂没有发生显著性影响。值得注意的是，Q 市的抗生素处方率和注射剂处方率仍然处于一个较高的水平。药品使用信息透明干预对医生改善处方的行为意愿没有显著性影响。行为意愿对医生实际处方行为的中介效应仍需要进一步研究。

用于验证药品使用透明监管制度干预对患者选择行为促进有效性的 DID 模型分析结果显示，透明干预对医务人员的门诊量与医生排名之间的影响非常有限，干预造成抗生素排名是否前 1/3 与门诊量排名是否前 1/3 之间的关联变强（OR = 3.86，p = 0.039，95% CI [1.07, 13.86]）。而

在其他几个公开指标上均未有任何意义的关联，即医疗患者使用医生的
抗生素排名信息进行了医学的选择。在基层医疗卫生机构，医生的门诊
量主要与医生的职称和收入有关联，其中，职称与其有正向的关联，而
收入与其有负向关联。

第六章 合理用药透明监管机制运行条件及制度改进

第一节 基于扎根理论的定性访谈资料分析结果

一 访谈样本基本情况

根据本章目的，本章访谈 41 名管理者和医务人员后，资料达到饱和。访谈对象基本特征见表 6 – 1。其中医生 21 人，管理者 20 人；男性 33 人，女性 8 人；学历以大专为主，22 人为大专学历，中专 1 人，本科 10 人；年龄集中在 30 岁至 50 岁；从业时间最长为 35 年，最短为 2 年。被访谈医生用大写字母"D"表示，被访谈管理人员用大写字母"M"表示（见表 6 – 1）。

表 6 – 1　　　　　　　　　　访谈对象基本特征

编码	性别	年龄	职位	从业时间	专业	学历
HH – D – 01	男	35	医生	6 年	临床	大专
HH – D – 02	男	41	医生	11 年	临床	大专
HH – M – 01	男	46	管理	7 年	临床	大专
GH – D – 01	女	36	医生	5 年	临床	大专
GH – D – 02	女	33	医生	4 年	临床	大专
GH – M – 01	男	35	管理	2 年	临床	本科
GH – M – 02	男	32	管理	2 年	临床	本科
GH – M – 03	女	47	管理	6 年	临床	大专
ZK – D – 01	女	26	医生	2 年	临床	大专
ZK – M – 01	男	43	管理	13 年	临床	大专

续表

编码	性别	年龄	职位	从业时间	专业	学历
ZK – M – 02	男	38	管理	5 年	临床	大专
ZK – M – 03	男	41	管理	3 年	临床	大专
YY – D – 01	男	38	医生	12 年	临床	大专
YY – D – 02	男	57	医生	35 年	临床	大专
YY – D – 03	男	42	医生	10 年	临床	大专
YY – M – 01	男	42	管理	3 年	临床	中专
YY – M – 02	女	42	管理	3 年	临床	大专
YY – M – 03	男	50	管理	17 年	临床	大专
YLH – D – 01	女	31	医生	6 年	临床	大专
YLH – D – 02	男	37	医生	8 年	临床	大专
YLH – D – 03	男	32	医生	5 年	临床	本科
YLH – M – 01	男	40	管理	5 年	临床	本科
JYK – D – 01	女	33	医生	6 年	临床	大专
JYK – D – 02	男	31	医生	5 年	临床	本科
JYK – M – 01	男	38	管理	6 年	临床	本科
JYK – M – 02	男	45	管理	5 年	临床	本科
JYK – M – 03	男	38	管理	4 年	临床	本科
XK – D – 01	男	34	医生	8 年	临床	大专
XK – D – 02	男	37	医生	5 年	临床	本科
XK – M – 01	男	42	管理	12 年	临床	大专
XK – M – 02	男	47	管理	3 年	临床	大专
XK – M – 03	男	36	管理	3 年	临床	大专
LX – D – 01	男	41	医生	10 年	临床	大专
LX – D – 02	男	33	医生	4 年	临床	本科
LX – M – 01	男	47	管理	14 年	临床	大专
GSB – D – 01	男	38	医生	12 年	临床	大专
GSB – D – 02	女	31	医生	5 年	临床	大专
GSB – M – 01	男	43	管理	14 年	临床	大专
LW – D – 01	男	48	医生	17 年	临床	大专
LW – D – 02	男	41	医生	13 年	临床	大专
LW – M – 01	男	42	管理	8 年	临床	大专

二 访谈资料分析结果

(一) 概念化

经过统一训练的研究人员对访谈资料进行了逐字逐句的分析,寻找关键字、关键事件或主题,给资料贴上最初的标签,并通过 RQDA 软件的编码功能使之凸显出来。在这个过程中,原始的资料被碎片化成分离的事件、想法、行动等主题,并贴上标签来代表这些主题。例如,"患者有时候看不懂这个信息,上次有个患者就是看你们那个排星,就觉得排一颗星的医生是比较好的"。这里可以贴两个标签,即"a27 患者无法理解信息"和"a143 引起患者误解"。

在这个阶段对原始材料只是简单的抽象,尽可能地贴近原始材料,有很多标签更是使用了受访者的原话,即"vivo code"。例如,"a 38 追求看病的短平快"就是被访者的原话。这一阶段,研究者得到了 217 个标签。随着对分析的深入,研究者对这 217 个标签进行进一步的清洗,对重复的、类似的标签进行剔除或合并。根据原始材料,对标签进行进一步的概念化,赋予其理论性更强的命名。最终研究者在这一阶段得到了109 个概念。具体过程见表 6 - 2 示例。

表 6 - 2　　　　　　　开放式编码的标签化与概念化示例

原始资料摘录	标签化	概念化
LW - M - 01 〔3710: 3730〕 你没有直观告诉别人什么星级是好,好在什么地方 LW - M - 01 〔3799: 3819〕 你没有明确地告诉他用药是合理还是不合理	a1 信息不明确	A1 信息易理解性 (a1, a3, a196)
GH - M - 01 〔4457: 4692〕 它不能全面地反映一个医生的用药及他的处方,还有费用这方面综合起来的质量,不能完全反映 GSB - M - 02 〔3906: 3937〕 应该来说还算合理。但是总体上不能反映出具体用药质量的各个方面	a2 信息具有片面性	A2 信息的全面性 (a2, a197)

续表

原始资料摘录	标签化	概念化
GH－M－01［3451：3495］ 但是患者这个时候比较，我觉得有些时候甚至需要沟通，这一张表格是什么东西，它是比较抽象的	a3 信息太抽象	A1 信息易理解性（a1，a3，a196）
YLH－M－02［242：281］ 比如说像我们这种行政人员平时开的处方没有多少，一起进行排名，是有较大偏差的 YLH－M－02［617：647］ 这个还是把坐诊较少行政医生纳入的话，会引起数据的一定偏差	a4 信息存在偏差	A3 信息的准确性（a4，a192）
GH－D－02［520：547］ 比如说病人看得多的话，可能是你贴的数据大厅的那个位置 GSB－M－02［121：141］ 我们专门有个公示栏，把信息都公开在那里	a5 信息张贴位置	A4 信息的易获得性（a5，a6）
GH－D－02［1770：1791］ 那边大一些啊，醒目一些啊，别人可能也会注意 GH－D－02［1823：1851］ 你要是用一个大的名单把他搞上去的话，他可能就会注意那些	a6 信息显眼	A4 信息的易获得性（a5，a6）
JYK－M－04［613：656］ 你与科室，大的科室，内科外科可以，但有些专科比如口腔科、妇产科，这块可比性不是很强	a7 指标的可比性	A5 指标的可比性（a7，a114，a115，a151，a164，a191，a193，a216，a217）
LW－M－01［4044：4089］ 你应该客观评价抗生素使用，最多、较多、一般、较少。作一个客观的评价，你不能评价他的级别 YLH－M－02［8509：8545］ 不能直接说用药水平差，只能说他的这三方面是比较高的，这种描述是存在问题的	a8 信息描述的客观性	A6 信息的客观性（a8）

原始资料摘录	标签化	概念化
GSB – D – 01 ［1846：1886］ 也不是不合理，也就是说，就是不太真实，跟现实情况有差距，不能真实反映实际用药情况 JYK – D – 03 ［263：315］ 你具体能不能真实地反映这个情况的话，我想应该这个以我们现在统计率的话，可能有时候不一定真实地反映情况	a9 信息的有效性	A7 信息的有效性（a9）
JYK – D – 03 ［787：817］ 你就说这个指导我们临床意义有什么帮助咧，我觉得帮助不是蛮大 JYK – M – 05 ［550：603］ 为什么不合理，就是抗生素为什么不合理，上面没有显示，是什么原因导致的，是滥用呢还是联合使用，上面没有标明	a10 信息指导临床	A8 信息的功用性（a10，a70）
……	……	……

（二）范畴化

在研究者对数量众多的概念进行分析以后，发觉某些概念的内在属性是关联的，这些概念组合在一起，可以统一为某种更加抽象的概念，或是可以解释某种现象。这个过程不能简单地归类，而是根据一组概念对事件解释的能力进行有机组合。例如，A2 概念为信息的全面性，A3 概念则为信息的准确性，这两个概念都是对信息内容应当具备性质的阐述，所以在范畴化过程中，将这两个概念与同样是对信息内容性质阐述的 A5/A6/A7/A8 组合在一起，形成了 AA1 信息内容这样一个范畴，这个范畴描述的是在透明监管制度中处于核心地位的公开信息，其内容应该含有的特质，而范畴下分化出的副范畴也是信息内容特质的特异性体现。

必须指出的是，这些范畴并不是固定不变的，随着研究者的分析推进，在下一步主轴分析中仍然会对范畴及范畴内的概念进行调整，这是一个循环迭代的螺旋式过程。初步形成范畴后，研究者对范畴进行命名，命名的准则是尽量符合逻辑的描述范畴所代表的事件或现象。如同概念化之后得到的概念一样，范畴的属性与维度也需要得到阐述。通过这个阶段，所有资料被打散，之后形成了概念和范畴，并且这些概念与范畴（现象）通过循环往复的分析过程变得更加饱满、清晰和理论化。在本阶段，研究者一共得到了 15 个范畴，见表 6－3、表 6－4。完整的开放式编码的范畴性质与维度表见附件 8。

表 6－3　　　　　　　　开放式编码的范畴化

编号	范畴	现象阐述	副范畴	涉及概念
AA1	信息内容	在透明监管制度中处于核心地位的公开信息，其内容应该含有的特质	信息效度；信息可比性；信息功用性；表述的客观性	A2、A3、A5、A6、A7、A8
AA2	患者就医模式	患者在诊疗活动中的行为特征	患者就医选择；患者思维模式；患者配合	A10、A14、A17、A19、A23
AA3	患者信息利用	患者对信息的利用情况	信息的易利用性；患者的信息利用能力；患者的利用行为	A1、A4、A12、A16、A18、A25
AA4	患者特征	基层医疗卫生机构患者的，影响其就医行为的特征	患者健康知识水平；患者结构与疾病谱特征	A13、A20、A26、A69
AA5	制度落实	制度在基层实施的条件及特点	制度的可操作性；制度的作用特点；制度的推动因素	A34－38、A63－64、A70、A72、A79、A86－88、A97、A100、A104、A107
AA6	制度调整	基层医疗卫生机构管理者根据条件或环境变化对制度进行调整的意识及方法	制度调整的根据；制度调整信息获取	A82、A89、A90、A95、A96、A98、A109、A101

编号	范畴	现象阐述	副范畴	涉及概念
AA7	多种合理用药制度	目前基层医疗卫生机构通常有多种合理用药监管制度	—	A71、A73、A81、A84、A85、A102
AA8	奖惩措施	多数建议归结为在公示的基础上与一定的奖惩措施相结合对医生进行激励	奖惩缺位；奖惩方式；奖惩标准	A30、A41、A48、A55、A58、A67、A68、A74、A75、A99、A105
AA9	医生的应对	医生对制度采取的态度与行为	主动参与；被动参与；消极应对；自我评估；自觉行为控制	A39、A45、A51、A53、A54、A59、A60
AA10	信息反馈	医生接收到的来自各方的与制度及合理用药相关的反馈信息	来自患者的反馈；来自披露方的反馈；来自管理者的反馈	A9、A15、A21、A22、A46、A49、A62、A77、A78、A94
AA11	医生的正向心理因素	推动医生控制用药行为的心理因素	压力；荣誉感；职业道德	A28、A42、A44、A47、A83、A93、A103、A108
AA12	医生的负向心理因素	使医生倾向于保持现状的心理因素	用药习惯；从众心理；工作负担；质疑信息公平性	A52、A56、A57、A61、A76
AA13	三级医院的整体管理	三级医院之间存在竞争关系，需要进行整体管理才能起到效果	竞争；规范	A31、A65、A66、A92、A106
AA14	医生认知偏差	医生对抗生素的合理使用仍存在知识缺乏	合理用药知识	A11、A43、A50、A80、A91
AA15	健康教育	患者群体对健康教育的需求	—	A24

表6-4　　　　　　　　　开放式编码的范畴性质与维度（部分）

编号	范畴	范畴性质	范畴维度	维度位置
AA1	信息内容	全面性； 准确性； 可比性； 功用性； 呈现客观性	全面性：片面—全面； 准确性：偏差—准确； 可比性：完全不可比—完全可比； 功用性：无临床指导意义—指导临床； 呈现客观性：完全主观—完全客观	全面性：信息无法全面反映合理用药水平； 准确性：有一定偏差； 可比性：基本可比，但医生存在误解； 功用性：缺乏标准值，临床指导有限； 呈现客观性：以数据为主是客观的，但医生认为排名缺乏客观性
AA2	患者就医模式	患者就医选择； 患者用药习惯； 患者就诊思维； 患者主动性； 患者配合	患者就医选择：随机—利用信息进行选择； 患者用药习惯：不合理—合理； 患者就诊思维：速度，愈后，副作用，长期影响； 患者主动性：被动接受—主动要求； 患者配合：不配合—配合	患者就医选择：没有利用公开信息进行选择，以口碑、熟人推荐、随机为主； 患者用药习惯：习惯性使用抗生素和注射剂； 患者就诊思维：治愈及速度； 患者主动性：有部分患者主动要求医生使用注射剂和抗生素 患者配合：部分患者不配合
AA3	患者信息利用	信息易理解性； 信息易获得性； 患者的信息关注； 患者的信息理解能力； 患者信息利用与否	信息易理解性：易理解—难理解； 信息易获得性：容易获得—难以获得； 患者信息关注：完全不关注—非常关注； 患者信息利用：完全不用—完全依据信息作出就医选择	信息易理解性：大部分患者较难理解信息； 信息易获得性：容易获得； 信息关注：缺乏关注； 信息利用：几乎不用

续表

编号	范畴	范畴性质	范畴维度	维度位置
AA4	患者特征	患者健康知识；患者文化水平；患者结构特征；患者疾病谱	患者健康知识：错误的知识—无—正确且丰富；患者文化水平：低—高；患者结构特征：各年龄段的分布；患者疾病谱：疾病类型分布	患者健康知识：大部分缺乏合理用药相关知识，并且有错误认知；患者文化水平：较低；患者结构特征：老年人与儿童为主；患者疾病谱：感染性疾病较多
AA5	制度落实	制度作用的时间性；基层的设施条件；基层的技术条件；领导层重视；管理者意识	制度作用的时间性：立即发挥作用—延迟发挥作用；基层的设施条件：无—有；基层的技术条件：无—有；领导层重视：不重视—非常重视；管理者意识：无—有	制度发挥作用的时间性：循序渐进，参考项目有一定的延迟作用，需常规化；基层设施条件：有信息收集与处理系统；基层的技术条件：需要培训；领导层重视：较为重视，且造成行政压力；管理者意识：认为可以带来社会效益，提高医院管理水平和服务质量

（三）主轴编码

在开放式编码阶段，通过对资料的层层提炼，我们初步获得了 15 个范畴，本阶段编码选择了七个主范畴进行分析。

1. 主范畴一：患者缺乏信息利用

表 6-5 结果显示，Q 市农村基层医疗卫生机构所接收的患者具有一定特征：由于年轻人大部分在外务工，常住人口以留守老人和儿童为主，文化水平较低，并且缺乏相应的合理用药相关健康知识，对抗生素和注射剂滥用的危害缺乏认识。在一年的试验期间，患者对公开的合理用药信息关注度与利用度均不高，患者基本不会根据每位医生合理用药排名水平来选择每次就诊的医生。

表 6 - 5　　　　　　　　　　　　患者缺乏信息利用

典范模式元素	描述
因果条件	农村患者文化水平较低
	健康知识缺乏
现象	患者缺乏信息利用
行动脉络	农村患者文化水平较低，缺乏相关合理用药的健康知识，对公开的合理用药信息缺乏利用，然后（在中介条件的作用下，产生行动/互动）
中介条件	重点关注费用
	患者用药习惯
	信息难理解
行动/互动策略	患者就医选择不变
	患者不合理用药要求
结果	医生消极应对
	医生迎合患者要求

　　在医院公开的众多信息中，患者最关注的是费用类的信息，而在本次研究所公布的合理用药信息中，费用类信息仅占 1/3，最终医生的合理用药水平排名是按照抗生素使用率、注射剂使用率、平均处方费用三者结合计算出来的，对于患者来说这样的信息存在理解上的困难。因此，患者在就诊时选择医生的方式仍然没有发生改变，或是随机就诊，或是寻找相熟的医生就诊，或是找口碑好的医生就诊，而不是根据公布信息中医生的合理用药水平进行选择。患者在就医时还存在较为普遍的习惯，看病追求"短平快"，即在最短的时间内通过医生用药消除疾病所带来的症状，在大部分患者认知中还存在误区，认为抗生素与注射剂是消除症状的"良药"，这种习惯导致患者向医生主动提出抗生素与注射剂的使用要求。

　　由于患者并没有根据公开信息中医生的合理用药排名来对医生进行选择，医生在日常接诊工作当中所体会到的是"来找我看的，还来找我看啊，我的病人数量又没有减少"，信息的公开没有从患者选择的角度为医生带来压力，加之仍然有患者提出抗生素与注射剂的使用要求，这些都使医生抱着一种消极应对的态度，不会主动地对自身用药行为进行控制与改善，继续迎合患者的某些不合理用药要求。

2. 主范畴二：医生消极应对

表6-6结果显示，在为期一年的合理用药信息公开过程中，医生的合理用药水平被排名并以星级的形式表现出来，但患者没有采取这一信息作为其就医时选择医生的依据，仍然按照其原来的就医选择模式就诊，即随机选择当天坐诊的医生、选择熟悉的医生、选择别人介绍的医生等。在基层医院，患者群体较为固定，与医生也较为熟悉，医生通常通过其接诊量的变化来判断自身在患者中的口碑，即社会声誉。医生在平时的坐诊中未感觉到其接诊量因为信息公开而发生改变，因此没有产生来自患者选择的压力去调整自身不合理的用药行为。另外，由于部分患者在就医过程中存在要求医生使用抗生素和注射剂的情况，医生不迎合其要求的态度致使部分患者无法理解，会产生纠纷与矛盾，这一原因也使医生倾向于迎合患者的要求，预防纠纷与矛盾的发生。

表6-6 医生消极应对

典范模式元素	描述
因果条件	患者就医选择未变
	风险预防
现象	医生消极应对
行动脉络	由于患者的选择并未因公开产生改变，加之预防产生医患纠纷与矛盾，医生消极应对公开制度，然后（在中介条件的作用下，产生行动/互动）
中介条件	医生对抗生素使用的危害认知
	职业道德
	从众心理
	工作负担
	奖惩措施缺位
	医生用药习惯
	患者流失
行动/互动策略	管理者约谈
	培训学习
结果	医生被动参与

影响医生最终对制度的反应态度的中介因素与条件很多。从正面的

因素来说，医生作为具备专业医学知识的群体，对抗生素与注射剂的不合理使用危害有一定的了解与认知，知晓不合理使用所带来的耐药性、副作用等；在行业内部，合理使用抗生素与注射剂逐渐成为一种倾向与共识，"滥用抗生素和注射剂，你就不是一个好医生"这样的思维模式使合理用药成为医生职业道德的组成部分。从反面的因素来说，首先，在Q市农村基层医疗卫生机构中，老医生比例较高，这些医生具有行医时间长、医学知识较陈旧等特点，在日常诊疗过程中，沿袭"三素一汤"的处方模式，大剂量使用抗生素、注射剂和激素，已经成为一种处方习惯，改正起来需要时间与努力。第二，基层门诊业务量大，而医生人员数少，每位医生的工作负担都较为繁重，在合理用药的同时，为了避免与要求用药的患者产生纠纷与矛盾，需要医生担负起部分的健康知识宣教工作，与患者就用药问题进行沟通，无形中加重了医生的工作负担，在沟通未果的情况下，造成患者另选其他医生的流失情况。第三，由于为期一年的合理用药信息公开制度实施是由学术机构主导的试验型项目，无法做到与相应奖惩措施相结合，在这一层面上缺乏对医生的激励与约束。除了正面与负面的影响因素之外，还有一个中性的影响因素，即医生的从众心理。一方面，行业内部的减少不合理用药的认知与认同有增加的倾向；另一方面，现状下各级医院的滥用仍然存在，不少医生的心理状态是"你看那些三级医院用的不也很厉害嘛"。

在这些因素的交织影响下，管理者在现阶段一般采取约谈的形式与医生进行沟通，安抚其情绪，对其行为进行引导与警示，通过这一形式所附加的领导印象等因素对医生进行约束，并通过不断地组织合理用药使用培训与集体学习，对医生的合理用药知识进行更新，使医生被动参与到制度当中来，遵守抗生素使用的规定。

3. 主范畴三：信息效度被质疑

表6-7结果显示，参与合理用药信息公开的医疗机构中，部分医生对信息的内容存在质疑，认为目前公布的信息无法真实全面地反映其个人的合理用药水平，指标的可比性存在问题。有医生指出，不同的科室之间，尤其是内外科之间，由于面临的疾病特征不同，抗生素的应用频率本身就存在差别，直接放在一起不具备可比性。在实际公布的信息中，不同科室的医生是分开进行统计的，但参与排名的医生对这一点并不知晓，认为排名产生过程不透明，产生误解，质疑指标的可比性。医生认

为这种信息不能够体现自身水平，有失公平，同时也担心会让患者和领导对其产生不好的印象，在这种情况下，有医生向管理者进行反映这一焦虑。基层医疗卫生机构的管理者往往具有双重身份，既是医院管理者的同时也是临床一线的医生，他们与医生沟通时一般也会站在医生的立场上作出反馈，有部分院长认同医生观点，并提示医生即使排名靠后也没有关系，不会影响其在领导心中的印象，这种反馈加剧了医生对制度的不信任，导致医生采取消极应对的方式，不会根据公示的数据与排名来相应地调整自身的用药行为。

表 6 - 7 信息效度被质疑

典范模式元素	描述
因果条件	医生不知信息如何产生
现象	质疑信息的内容效度
行动脉络	医生对排名信息如何产生不了解，对数据统计过程存在误解，质疑信息是否能够反映合理用药水平，指标是否具备可比性，然后（在中介条件的作用下，产生行动/互动）
中介条件	领导印象
	医生声誉
	公平感
行动/互动策略	管理者与医生的沟通
	管理者的双重角色
结果	医生消极应对

4. 主范畴四：信息的反馈

表 6 - 8 结果显示，在整个制度运行过程中，由于存在医生对信息的质疑以及对制度的消极应对，信息披露方（研究者）及医院管理者均针对医生个体进行了相应的反馈。前者将公示信息中所没有的详细和完整数据在 A4 纸张上列印，并送达每一位医生，询问其关于信息公开制度的疑问，尤其是对公示信息产生工程的疑问，并作出解释和反馈。医院管理者则是通过例会、学习培训等形式对医生的处方行为进行分析，对个别问题较严重者采取私下约谈的形式进行反馈。这些反馈使医生考虑是否会因为排名过低而影响其在领导心中的印象以及在同事中的形象，这

种压力使其关注公开的合理用药排名信息，并依据信息对自身用药行为进行评估，进而自觉地对不合理用药行为进行控制。在这一过程中，医生对信息排名重视度增强，会考虑其带来的各种影响，因此更重视信息的客观性，这使医生会更积极地对信息进行分析，进而对信息乃至制度不合理之处提出建议。

表 6 - 8		信息的反馈

典范模式元素	描述
因果条件	质疑信息的信度和效度
	医生消极应对
现象	信息的反馈
行动脉络	有医生对制度存在消极应对现象，并且质疑所公布信息的信度与效度，因此管理者和主导学术机构均针对医生进行信息反馈，然后（在中介条件的作用下，产生行动/互动）
中介条件	领导印象
	排名压力
	公正感
行动/互动策略	医生自觉行为控制
	医生自我评估
结果	医生被动参与
	医生主动参与

5. 主范畴五：奖惩措施缺位

表 6 - 9 结果显示，在 Q 市 10 家卫生机构中推行的合理用药透明监管制度，由于是高校学术机构实施的试验性干预，虽然得到 Q 市卫生与计划生育委员会的支持与配合，但仍然有局限性，其中最关键的就是无法将制度与奖惩措施相结合，无论是在医院层面还是在医生层面，奖惩措施都缺位。受访时，多位院长与医生均表示，在制度中应当引入奖惩措施对医生与医院进行激励，在现在实施的一系列制度中，与奖惩挂钩的制度明显更为受到医生的重视。在目前已公开的信息当中，仅给出了数据与医生排名，但没有划分出明确界限来区分医生是否合理用药，这样使信息对医生缺乏指导性的同时，也无法明确奖惩标准。在为期一年

的制度实施过程中，仅仅依靠目前制度所带来的不多的排名压力与公示压力，正如在前面多个主范畴中所分析的，无法推动医生对自身用药行为的调整。值得注意的是，在谈到奖惩措施设置的时候，多位院长提出要注意度的把握，尤其是在经济方面的惩罚，应当做到有适当的刺激性，但不能给医生过大的经济压力，因为基层医务人员工资水平较低，过度的经济处罚会削弱其积极性，造成推诿病人等负面反应。

表 6 - 9   奖惩措施缺位

典范模式元素	描述
因果条件	学术机构的主导
现象	奖惩措施缺位
行动脉络	由于本次制度的实施为学术机构主导的试验项目，难以与奖惩措施相结合，所以导致奖惩措施缺位，然后（在中介条件的作用下，产生行动/互动）
中介条件	基层人力资源缺乏
	医生经济压力大
	奖惩标准未制定
行动/互动策略	排名压力
	公示压力
结果	医生消极应对
	医生被动参与

6. 主范畴六：多项合理用药制度并存

表 6 - 10 结果显示，Q 市卫生与计生委员会开展了一系列诸如合理用药专项整治及培训工作，将合理用药作为一项政策要求提出，在这一过程中，各乡镇卫生院本身都有一些合理用药的监管制度，最普遍的是限制抗生素三联处方使用和大处方点评，针对前者是医生除非必要不得使用三联抗生素处方，在特殊情况下需由分管业务院长签字同意；后者则是以处方书写合规为主要检查对象。目前，这些监管措施都处于相对独立的状态，多位院长都表示可以考虑将透明监管制度与目前现存的合理用药制度相结合，比如规范要求，统一指标，将抗生素使用、注射剂使用、平均处方费用作为卫生服务质量指标纳入绩

效考核的范畴，并将部分信息进行公示，这样可以将各个监管措施的优势结合起来，综合发挥作用。在制度的落实中，管理者的态度也是很关键的一部分，大部分医生表示自己对制度的重视程度与医院管理者的重视程度成正比。

表 6 - 10　　　　　　　　　多项合理用药监管制度并存

典范模式元素	描述
因果条件	政策要求
现象	多项合理用药监管制度并存
行动脉络	由于上级政策要求和医院自身发展的需要，基层医院通常都具备多项合理用药监管制度以及服务质量绩效考核系统，然后（在中介条件的作用下，产生行动/互动）
中介条件	管理者重视
行动/互动策略	纳入绩效考核
	规范要求
结果	制度落实

7. 主范畴七：制度落实

表 6 - 11 结果显示，由于《抗菌药物管理办法》等多项提倡抗生素合理使用的政策提出，整个行业内部对药物合理使用的必要性已经达成共识，Q 市卫生和计划生育委员会针对药物的合理使用开展了专项整治活动，使大部分医疗机构的管理者对合理用药信息公开制度保持较为认可的态度，并积极配合制度的落实，派出专人负责确保信息公开的位置显眼、无损毁，提供信息公开相关数据等。Q 市的医院电子信息化系统较为完善，乡镇卫生院基本采用电子处方系统，具备收集合理用药相关信息的能力，但本身存在人力资源缺乏的问题，管理人员一般身兼数职，还要兼顾临床工作，且未受相关统计学培训，明确提出医院接手此项工作时，应同时要求相关工作人员接受相应的信息处理与统计培训。医院管理者同时提出，制度发挥作用需要时间，需要将制度规范化固定下来，并且与现有其他合理用药监管制度结合发挥作用，以此保证合理用药透明监管制度实施的持续性。

表 6 –11 制度落实

典范模式元素	描述
因果条件	行业提倡
	政策要求
现象	制度认可
	制度落实
行动脉络	由于行业内对合理用药的提倡以及政策的要求，医院管理者对制度较为认可，并加以落实，然后（在中介条件的作用下，产生行动/互动）
中介条件	基层执行力强
	人力资源缺乏
	具备信息收集系统
行动/互动策略	与其他监管制度结合
	规范化要求
	技能培训
结果	制度贯彻的持续性

（四）选择性编码

1. 故事线

在本书中，笔者通过如上对资料的层层分析，发掘"医生在制度下的应对"可以作为核心范畴来进行现象的阐述与说明，并形成故事线。

2013 年 11 月，由某高校的研究团队与 Q 市卫生和计划生育委员会合作在其下辖 10 个乡镇卫生院试行合理用药透明监管制度，为期一年。信息公开初期，医生对公布的排名信息较为关注，但在实施了一段时间后，医生观察患者就医选择模式未变，没有患者利用信息来选取医生的行为，合理用药信息的公布对其个人门诊接诊量没有产生影响，因此医生没有感受到来自患者选择所带来的促使其改善用药行为的压力。通过与患者交流，医生认为原因在于患者不具备相应的文化水平与健康知识，无法理解与利用所公布的信息，甚至有部分患者存在主动要求使用注射剂与抗生素的行为，医生为避免矛盾与纠纷，往往会迎合患者的不合理要求。对于合理用药透明监管制度的核心部分——信息公开，医生对其内容的可比性、客观性、功用性都产生了质疑，认为其不能够真实地反映自己本身的用药水平，无法指导临床实践，可能还会引起患者的误解，影响其社会声誉，并且没有在这一环节公布信息是如何产生的，引起医生的误解和不信任。医生这种对信息的质疑与不信任，使他们对信息采取无视的消极性应对，阻碍了他们根据信息来调整自己的用药行为。针对医生对制度的这种不信任，管理者也作出了反馈，通过与医生的沟通交流，使医生了解其实际用药情况，并且对管理者重视程度有所认知，从而产生对自身行为有所调整。根据为期一年的参与感受，管理者与医生对制度调整提出了两点意见，认为合理用药信息公开应该与奖惩制度结合起来，给医生以更强烈的激励；与其他现有的合理用药监管制度结合起来，协同发挥作用。通过这两点，进一步强化制度的落实，促进医生主动地改变其用药行为。

2. 信息流通机制分析

在选择性编码的故事线中，信息在医生、患者、医院管理者及第三方信息披露者之间的流动与作用形成了透明监管制度作用的基本机制（见图 6 - 1）。

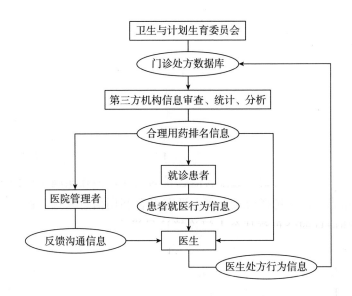

图 6 - 1　合理用药透明监管的信息流通机制

原始处方信息在医生日常处方行为过程中生成，通过电子处方系统汇总到新农合门诊处方数据库，该数据库由当地卫生与计划生育委员会负责管理；卫计委将每月门诊处方信息提供给第三方组织（华中科技大学同济医学院），第三方组织对信息进行审查、统计及分析，生成具有固定形式的医院及医生两个层面的合理用药水平信息，并通过定时发布在公开栏的方式将这一信息传递给来医院就诊的患者，通过纸质报告的形式发送给参与公开的医生与医院管理者；患者在就诊过程中接触到信息，患者接收信息后，患者对信息进行处理和判断，生成就医行为；患者的就医行为作为一种信息，由负责接诊的医生和医院管理者接收到；医生作为制度的中心，实际收到来自三方的信息，包括患者就医行为信息、第三方排名信息、管理者反馈信息，结合这些信息，医生作出决策形成其处方行为。

这一结论与 Fung 提出的透明行动循环模型（transparency action cycle）具有一致性。透明行动循环模型是指，组织的绩效信息经披露后由信息使用者感知、决策并采取一定的行动，这种行动信息由被披露组织感知后进行反应，这种反应将会变成新的绩效信息传递给信息使用者，形成一个绩效改善循环。然而，通过扎根于访谈资料的分析，研究发现，在基层医疗卫生机构合理用药透明监管机制中，以医生为中心，实际形成了三条信息环，即

（1）卫计委数据库—第三方—患者—医生—卫计委数据库。

（2）卫计委数据库—第三方—医生—卫计委数据库。

（3）卫计委数据库—第三方—管理者—医生—卫计委数据库。

实际上，正是机制中的三条信息通路的具体运行情况体现了透明监管制度在我国基层医疗合理用药领域作用的特殊性。对这三条通路作用特点的分析即是构建适用于基层医疗卫生机构合理用药透明监管制度的依据与基础。

在信息环卫计委数据库—第三方—患者—医生—卫计委数据库中，起到关键作用的是患者群体对信息的处理与在此基础上形成的就医行为。然而，在透明监管制度实施过程中，患者在接收到信息后并没有将医生的合理用药排名水平这一信息纳入其选择医生时的决策过程中，而是依然按照原有的就医模式来选择医生，这使医生感知到的信息为：患者没有因为合理用药水平的排名对医生进行选择，也就是目前自身的合理用药水平不会影响自身的接诊量。并且减少使用抗生素与注射剂可能使不能理解医生行为的患者选择别的医生和医院，造成自身患者的流失。这些信息对改善

医生用药行为产生负面影响，使医生倾向于在制度下选择消极应对。

在信息环卫计委数据库—第三方—医生—卫计委数据库与卫计委数据库—第三方—管理者—医生—卫计委数据库中，第三方所产生的合理用药排名信息直接通过书面的形式传达给本人，且在门诊大厅的公告栏中张贴，这种监管制度措施给医生传递的不仅是信息，还有压力。透明监管类制度给组织或个人带来的压力通常分为两种：一种是公众压力，另一种是制度压力。而通过管理者的信息反馈则更是进一步加大了制度压力。公众压力主要来自社会舆论，但从前文的分析可以看出，目前农村患者的健康知识水平有限，合理用药意识缺乏，这种关注与舆论的缺失也使医生在制度下几乎没有受到来自公众的压力。

第二节　药品使用透明监管制度改进策略

一　合理用药透明监管制度要素及作用特点分析

（一）主体要素一：患者

在以信息流通作为主要作用机制的制度中，作为信息接收方的患者是制度的最重要的主体要素之一。

人在日常生活当中需要作出数量庞大的决策，而这些决策通常需要在有限的时间内完成，所以人们在日常活动中往往会建立个人的决策路径，使人们在作决策的时候会直接使用过去经验中证明有用的信息。在合理用药透明监管制度中，是否能够让信息进入患者的决策路径对最后制度的作用效果也至关重要。在我们的试验中，患者接收到医生的合理用药排名信息后，显然在处理信息时产生了问题，使其没有将合理用药信息利用到对医生的选择中去，这与患者本身的特征有非常大的关系。

1. 缺乏健康素养

国内外的多项研究均表明一个患者的健康素养会影响其对卫生服务的合理利用程度，尤其是在对卫生服务的风险评估方面存在困难。

在我国，农村基层医疗卫生机构面对的患者群体在构成上具有特殊性，由于青壮年劳动力多外出打工，就诊患者以老年人和儿童为主，这两类人群的知识与文化均处在较低水平，不具备完全理解目前公开信息内容的能力与素养，这也就导致了其难以通过目前的信息公开内容对医疗服务质量进行评估与比较。

2. 缺乏健康知识

近年来，患者健康教育是基层医疗卫生机构的主要工作之一，其中针对慢性病的健康教育工作通常是重点，而药品合理使用方面的健康知识宣传仍缺乏，从我们的访谈资料中可以看出，大部分患者缺乏对抗生素、注射剂滥用危害的认知，甚至现实情况表明，感冒就应该使用抗生素与注射剂的这种错误思维在患者中是占主流的，引发的主动要求医生开具抗生素与注射剂处方也是制度实施的阻碍因素。

3. 既有就医选择模式

在基层医疗卫生机构中，患者与医生的接触较为频繁，由于世代生活与工作环境固定，患者与医生通常较为熟悉，选择医生的时候往往找熟悉的医生、熟人介绍、通过口碑选择等方式进行，这种模式相对比较固定，合理用药信息作为一种新的决策信息要融入其就医选择，成为固定模式外的一种新方式。

（二）主体要素二：医生

医生是制度中的核心主体之一，其用药行为的改善是制度的重要目标。在合理用药透明监管制度试行中基层医疗卫生机构的医生也显示出了其特征。

1. 重视患者选择

患者是否选择自己作为就诊医生是一个基层医生判断自身社会声誉的主要渠道，是其职业成就感的主要来源，同时在某些机构接诊量与其绩效工资挂钩。这种精神与物质的双重影响使医生在制度试行之初较为关注患者的反应。由于在试行一段时间之后，患者的就医选择并没有发生改变，医生了解了患者的这一反应之后就缺乏了改善处方行为的动力。另外，患者一旦提出了使用抗生素、注射剂的要求而得不到医生满足的时候，医生纷纷表示担心患者对自己产生意见，引发矛盾纠纷，或者选择其他医生甚至医院就诊。

2. 重视经济奖惩

基层医疗卫生机构的医生在众多奖惩措施中最注重的是与经济有关的奖惩措施，例如直接的罚扣奖金、与绩效工资挂钩等。基层医生工资水平较低，一旦奖惩金额达到一定水平后，容易影响医生的生活水平，影响积极性。所以管理者在指定奖惩标准的时候也表示尺度较难把握。

与经济奖惩相比较的其他奖惩措施如学习机会等，本来机会就十分有限，对医生的日常生活工作没有太大影响，所以难以引起重视。

（三）客体要素：信息公开内容

信息公开内容是透明监管制度的核心环节，是制度作用中的关键角色，患者与医生乃至管理者对信息内容的接收、应用和反应是制度运行的基础。

在本次合理用药透明监管制度的试运行中体现出了以下特点。

1. 信息难以理解

目前公开的信息专业性太强，患者对抗生素使用率、注射剂使用率和平均处方费用这三个指标的理解存在困难，在这三个指标的基础上所综合出来的合理用药质量综合指标对患者就更加难以理解了，虽然研究者通过星级表示用药水平，但是由于背景知识信息的缺乏，易理解性仍然存在问题。

2. 信息的效度被质疑

信息的效度，指所公开的信息是否能够有效地显示出医生的合理用药水平。在访谈中，医生对信息的可比性和临床指导意义提出质疑，认为目前的排名无法全面地体现医生的合理用药水平。事实上，医生提出的问题诸如科室之间的可比性等问题，在第三方机构对数据进行分析时已经进行了处理，但是医生仍然存在误解，并且有医生指出信息的产生过程他们也并不清楚，所以自身也不会用该排名信息来评估自己。

（四）中介要素：压力感应

制度理论研究认为，制度本身的存在具有制约和影响组织行为的功能，通过制度压力实现。制度压力又分为规制压力、规范压力和认知压力三种。结合这一理论与访谈资料的分析，在本次合理用药透明监管制度的实施过程中，医生表现出来的行为是：

（1）规制压力缺乏：规制压力是通过制定规则、监督承诺和实施奖惩来规范组织与个人的行为。有多名管理者均表示，目前的合理用药透明监管制度缺乏与之相联系的奖惩措施，医生缺乏压力与积极性。

（2）有一定规范压力：规范压力主要是通过道德支配的方式来约束组织和个人的行为，一般体现为价值观和行为规范。医生普遍认同不合理使用抗生素存在危害，并将合理使用抗生素视为职业道德的一部分，但有一部分医生存在抗生素使用知识落后的问题，对预防性使用抗生素、抗生素的适用等方面仍沿袭以前的用药习惯。

（3）双向认知压力：认知压力主要是个人通过对同行中已经存在和较为流行的各种经验与行为方式认知。医生在接收到信息之后，有部分医生会根据数据对自身行为进行评估，并且与同事进行比较，排名靠后会有一定的心理压力，进而改变自身的行为。同时，还存在负向的认知压力，即同行均有不合理用药行为，医生具有从众心理。

二　适用于我国基层医疗卫生机构的合理用药透明监管制度

通过前文对合理用药透明监管制度作用特点分析，结合扎根分析中形成的对制度设计具有启示的概念、范畴与主轴编码，我们在设计透明监管制度的时候应增进主体要素之间的良性互动、加强客体要素的功用性和放大中介要素的作用，最终形成适用于我国基层医疗卫生机构的合理用药透明监管制度（见图 6 - 2）。

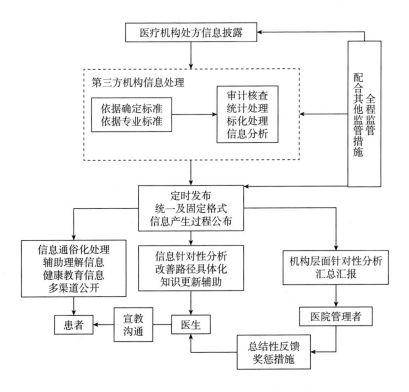

图 6 - 2　基层医疗卫生机构合理用药透明监管制度

（一）增进主体要素之间的良性互动基础

为制度提供知识更新协助，提高患者的健康素养与知识，提高医生的水平与能力，为两者良性互动奠定基础。从患者的角度，定期提供与合理用药有关的健康知识，宣传滥用抗生素与注射剂带来的危害，使患者具备合理用药的意识。开展宣传教育活动，协助患者理解公布的信息及如何利用信息选择医生，使合理用药信息进入患者的就医决策模式当中；从医生的角度，定期进行用药知识培训以及学习为导向处方点评，帮助医生获取最新的、正确的抗生素与注射剂使用知识，使之有意识，同时有能力作出正确的判断。

（二）加强客体要素的功用性

信息内容设计时应该充分考虑其易理解性，避免使用专业词汇，对于信息中的医学概念应予以通俗化的解释，必要时可附加辅助的带有科普性质的健教信息，以帮助患者真正地理解信息内容；信息应当具有可比性，负责数据处理与分析的第三方组织应当充分考虑各种可控影响因素，并对之进行处理，使输出的信息具有可比性，使患者与医生能够利用信息对医生的用药行为进行合理的比较。

制度本身以透明公开作为监管的工具，制度操作本身的透明度也受到了极大关注。医生和医疗机构的认同建立在对信息可行性的基础之上，因此，信息本身的公开是不够的，数据的处理过程也应当透明化。通过透明化的信息产生过程，可以减少对信息的误读与曲解，增强信息本身的可信度，也可以增强医生及被披露单位对第三方组织的信任感与认可度，促使他利用信息对自身行为进行评估。

（三）放大中介要素的作用

加强并改善对医生的信息反馈，要做到两点。一是在信息内容方面，增强信息对临床的指导作用，从单纯的数据综合排名转为帮助医生分析用药不合理的具体问题，为其提供改进的方向；二是在路径方面强化医院管理者的作用，通过其针对性的反馈加大制度压力的作用。

惩罚是维持合作的有效机制，在我们访谈和分析过程中能很明显地发现，无论是管理者还是医生都认同经济惩罚是使医生与医疗机构保持合作的利器。结合绩效考核制度，根据基层的疾病谱与各科室的实际情况，制定如抗生素使用率、注射剂使用率的合理标准值，对超过标准值的医生实施奖惩，进一步加大医生的规范压力与行为配合。

（四）结合其他合理用药监管措施

与组织现有的合理用药监管措施进行整合，典型的如处方点评措施、大处方管理、三联抗生素使用规范等。基层医疗卫生机构通常都有多种合理用药监管措施零散地存在，应当将透明监管与这些措施进行整合，协调发挥作用。

第三节　本章小结

本章围绕提升合理用药透明监管制度在实际情景中的可行性及实施效果展开。首先，从医生及管理者的角度出发，通过访谈的形式，结合扎根理论的应用，找出制度实施中的不足之处，并厘清其如何影响制度实施的故事线及信息流通机制，为制度设计的改进提供重要前提。其次，通过对合理用药透明监管制度所包含的各个要素的作用特点的分析，结合扎根分析结果，对原合理用药透明监管制度作出四大改进，最终设计出最佳的合理用药透明监管制度。

依据扎根理论，经过对原始语句编码，共产生217个标签，清洗与整理后得到109个概念，进一步凝练至15个范畴，并选择了七个主范畴进行分析，最后经过系统分析形成了一条围绕"医生在制度下的应对"这一核心范畴展开的故事线，并对信息流通机制作了详细分析。研究结果显示，一方面，医生并未观察到患者就医选择模式发生改变，制度的实施未能促进其改善用药行为。原因可能是患者文化水平与健康知识有限，无法理解与利用所公布的信息。另一方面，医生为避免医患矛盾往往会选择迎合患者不合理的治疗期望。此外，信息公开内容的可比性、客观性、功用性遭到了医生的质疑，如不能够真实地反映其本身的用药水平，无法指导临床实践，存在引起患者误解的风险，影响其社会声誉。同时，信息来源也引起医生的误解和不信任，导致他们对信息采取无视的消极性应对，阻碍了制度实施对其用药行为的调整。据此，管理者作出了反馈，并与医生对制度调整提出两点意见以进一步强化制度的落实，促进医生主动改变其用药行为：合理用药信息公开应该与奖惩制度结合起来，给医生以更强烈的激励；与其他现有的合理用药监管制度结合起来，协同发挥作用。信息流通机制分析结果发现，在基层医疗卫生机构合理用药透明监管机制中，以医生为中心，实际形成了三条信息环。这三条信息通路不仅体现了透明监管制度在我国基层医疗合理用药领域作用的特殊性，其具体运行情况及特点分析也更好地解释了制度实施中存在的问题，为制度的进一步完善与构建提供了依据与基础。

合理用药透明监管制度涉及四大要素，包括患者及医生两大主体要素，信息公开内容这一客体要素及压力感应这一中介要素。就患者这一重要主体要素而言，其主要存在缺乏健康素养、缺乏健康知识及既有就医选择模式难以改变的三大特点。就医生这一核心主体要素而言，其特点主要是重视患者选择及重视经济奖惩。信息公开内容这一客体要素主要呈现出信息难以理解及信息的效度被质疑的特点。而压力感应这一中介要素通过医生的行为表现出规制压力缺乏、有一定规范压力及双向认知压力三个方面的特点。这些要素的特点也体现了合理用药透明监管制度在实施过程中存在的问题。

以前文对合理用药透明监管制度四大要素作用特点的分析结果为依据和前提，结合扎根分析中形成的对制度设计具有启示的概念、范畴与主轴编码，本章提出了改进合理用药透明监管制度的四大措施：增进主体要素之间的良性互动、加强客体要素的功用性、放大中介要素的作用及与其他合理用药监管措施相结合。最终，形成适用于我国基层医疗卫生机构的合理用药透明监管制度。

第七章 讨论与展望

第一节 研究讨论

一 透明干预政策的讨论

本书在实施干预前，作了大量的文献研究与专题小组讨论，在干预包的设计、干预地点的选择，干预分组、混杂因素控制等方面也做了大量工作，从而保证了研究结果的可靠性。在干预包设计阶段，首先总结了国内外的研究基础，结合中国的相关政策、实践以及乡镇卫生院的实际情况，选取了平均门诊处方费用、抗生素处方率、注射剂处方率作为透明干预内容。在用药信息公开的形式和方式上，充分考虑了公开信息的完整性、清晰性、可获得性、及时性、易理解性。采用 A3 纸张彩色打印的方式将用药信息张贴于门诊大厅较为显眼的位置，采用 A4 纸张打印的方式将整个医疗机构医生的用药信息送到每位医生和医院管理者的手中，同时以发放及自取的方式向患者提供由 A4 纸彩色打印的合理用药宣传手册（内含合理用药相关知识及医生上月药品使用排名信息），并在用药信息公开的每月时间内，半月进行督查，确保公开信息的完整性，从而保证用药信息公开发挥相应的效果。在干预地点选择方面，为了保证有足够的研究机构，并且排除宏观政策对干预的混杂，本书选择了有 20 家乡镇卫生院的 Q 市作为研究地点。在机构分组方面，采用随机分组的方式，控制了机构层面可能对合理用药产生影响的一些因素。在数据收集、整理和分析方面，组成了 5 人质控小组，制定了相应的工作流程，每一个步骤都交叉核对，确保数据处理的准确性与可靠性。

基于国内外的相关研究结论，医疗信息透明并未如预料的那样发挥出巨大的效果。因此，很多研究人员开始对信息本身进行研究以期提高透明系统的有效性。这些研究问题包括：什么样的信息需要公开？应该以何种方式呈现信息才能发挥出最大的效应？在研究方法上，基本都采用了模拟实验的方式。这些研究的主要研究内容包括背景信息的添加、风险信息以及易读的呈现形式（如排序、符号化）是否有助于患者对信息的理解。有研究指出，对数据进行更易处理的符号化表达，并对数据进行排序可以有效地促进信息使用者的正确选择，不同的信息综合方式及分解方式对使用者的决策也有影响。同类研究也证实了相对于数字化的信息，对比符号的信息形式可以提高老年基本医疗保险人群的选择正确率，按医疗质量排序可以有效减少信息认知的错误率。除此之外，信息呈现内容的不同也会影响对信息的准确理解。信息呈现的内容大致可以分成两种不同的类型，一种是"保护某人免予某种风险"型的信息（以下简称风险型信息），另一种是"获得某种利益"型的信息（以下简称获得型信息）。这两种不同的信息呈现内容会使使用者对于信息的理解，感知价值以及使用产生显著影响。当以"风险型信息"进行信息的呈现时，相对于"获得型信息"，使用者在对信息的理解方面更准确，所以，风险型信息相对于获得型信息，对使用者的理解，感知价值有持续的有意义的正向影响。对信息进行额外的解释说明对使用者的信息理解水平并没有积极的促进作用；相反，其对数据使用者对数据的理解有副作用。除此之外，还有研究者基于信息使用者的理解习惯，对数据进行了两种处理：一种处理是将医疗质量数据进行正向化处理，即指标数值越大越好；另一种处理则是负向化处理，即数值越小时代表其质量越好。研究发现，使用者对正向的数据理解更准确，而对负向数据的理解相对较差，并且当从信息中删除非医疗质量信息，降低信息负荷后，信息使用者的实际选择和理解程度均有所提高。

以上研究均采用了实验室模拟研究的形式探讨了不同的信息呈现形式对患者信息使用的影响，以期优化向公众进行信息公开的策略。在这些研究中，假设性的质量信息被呈现给了实验参与者，实验参与者的行为被受到观察，这些研究在干预结果指标包括知识、态度以及选择行为上均观察到了阳性结果，同时，背景信息的添加、风险信息以及易读的呈现形式（如排序、符号化）都有助于这些阳性结果的出现。这些研究对于促进透明系统发挥应有的功效有很大的价值。

本书与上述研究结论间存在部分一致性。例如，排序可以促进患者更好理解和选择；信息负荷的增大会引发理解障碍从而降低患者的理解准确性。但同时，本书在部分结论上与已有研究也存在一定差异。例如，采用符号化的数据呈现形式并没有增加患者对信息的正确使用；相反，背景信息的增加对患者准确理解和选择都有一定的帮助。可能的原因是，本书中的药品使用信息本身并没有很复杂，直观的数据已经很便于理解，而符号化的数据呈现反而可能加大患者的思维负担，造成准确率下降。另外，患者对于抗生素和注射剂的知识理解并不深入，一定的知识普及对于患者的认知及对信息的使用都有积极作用。我国基层医疗卫生机构的合理用药问题亟待解决，探索监管的新思路、新方向也迫在眉睫。

二　透明监管机制测量工具的讨论

目前，没有药品使用透明监管机制测量工具的相关研究，本书借鉴了相关测量工具设计的过程和方法，通过文献研究法、专题小组讨论形成了感知透明、感知价值、态度和行为倾向的患方的透明机制初始量表。进而通过预调查，对一些语义不清楚、不易理解及不易操作的条目进行了删减、修改和调整，形成了二级量表。其中，患者感知透明主要从信息的可及性、及时性、易理解性、相关性、可靠性等方面测量；由于本书涉及的用药信息是以最简洁、易获取、易理解的方式免费提供给患者，患者不需要花费金钱，时间和精力的花费也很有限，因此测量感知价值时没有考虑患者的"所失"，主要从用药信息公开后患者的"所得"来测量，即患者在看到用药质量信息或感受用药质量信息公开服务后，对用药信息公开可能产生的功能、认知、情感等方面价值的总体评价；本书主要从认知性评价反应来测量态度，主要为了解医生用药信息公开后，从患者角度评价用药信息透明可能对医生注射剂使用量、抗生素使用量及医疗花费产生的影响；行为意向是最接近消费者实际行为的心理变量，是连接消费者自身与未来行为的一种陈述，本书将消费领域的行为倾向测量研究和医疗领域的医疗服务消费者使用绩效信息行为意向测量研究相结合，主要从患者依据公开信息选择用药质量较好的医生、依据公开信息选择用药质量较好的卫生院、愿意花费时间和精力去主动获取公开信息、依据公开信息指导自己或别人用药、未来会继续关注用药相关信息这四个条目来测量。以上四个量表的测量条目均能从政策文件或文献中找到相关依据。

之后，本书通过相关系数法、克朗巴赫系数法和因子分析法对量表条目进行筛选。在使用克朗巴赫系数法时发现，将行为意向量表中的条目"使用公开信息选择用药质量较好的卫生院"去除后，克朗巴赫系数有较大的提升，符合删除条件，因此删除该条目。通过对各量表条目的删减、修改和调整，最终形成了包含9个条目的感知透明量表、6个条目的感知价值量表、3个条目的态度量表和4个条目的行为意向量表。对各量表的信度效度进行评价以检验所形成的量表是否能够科学、有效、可靠地反映我们预期要测量的感知透明、感知价值、态度和行为意向的内容。信度检验结果显示各量表的克朗巴赫系数均在0.7以上，表明问卷内部一致性和稳定性较好；结构效度检验结果显示四个量表的提取公因子情况与设定的理论模型一致，累计方差贡献率均在60%左右，各条目的因子载荷均高于0.4，说明各量表都有较好的结构效度；收敛效度检验结果显示，量表各条目的标准化因子载荷均大于0.5，且达到显著性水平（p<0.05），组合信度值在0.6以上，平均方差提取值均高于0.5，以上结果表明各量表均有较好的收敛效度。综合以上结果来看，我们所设计和形成的感知透明、感知价值、态度和行为意向测量量表能够可靠和有效地反映基层医疗卫生机构患者感知用药质量信息透明、价值、态度和行为意向水平。

量表的描述性分析结果显示，基层医疗卫生机构患者对用药质量信息的感知透明、感知价值、态度和行为意向水平均不高。态度量表的总分的均值最低，得分率为57.53%，得分为8.63分；得分较低的还有行为倾向量表，得分率为58.65%，得分为11.73分；感知价值量表的总分的均值为18.48分，得分率为61.6%，感知透明量表的得分相对较高，得分率为62.18%，得分为27.98分。

患者对用药质量信息的感知透明、态度得分略高于其他领域的同类研究，但是得分水平总体还是偏低，得分率仅在60%左右，感知价值和行为意向得分水平得分与其他领域研究相比偏低。在商业领域，有研究者调查了消费者对某航空公司服务工作的感知透明、态度和使用意向情况。分别采用"这家公司给我提供了一个了解公司情况的机会""这家公司能让我知道它正在做什么""这家公司希望我理解它正在做的事情"三个条目测量了消费者对公司的感知透明水平；从评价公司"好还是坏""喜欢或不喜欢""赞成或不赞成"三个方面测量了消费者对公司的态度；从"我愿意在该公司消费""当我再次需要购买类似的产品或服务时，我会考虑这家公司""我可以想象购买该公司的产品"三个条目测量了消费者的行为意向；研究同样采用了李克特量表七分制法，每个维度的满分均为 7 分，结果发现消费者对公司的感知透明得分均值为 3.86 分，得分率为 55.14%，态度的得分均值为 3.56 分，得分率为 50.86%，行为意向的得分均值为 3.81 分，得分率为 54.43%。

关于感知价值测量的研究多集中在消费者行为领域，例如，有研究者从功能价值、整体价值和情感价值三个维度测量了日本赴韩旅游者对韩国某景点的感知价值，问卷赋值采用李克特量表五分制法（1 分为完全不同意，5 分为完全同意）。实证结果显示赴韩旅游者对景点的感知价值得分均值为 3.76 分，得分率为 75.2%，此外，行为意向的得分均值为 3.82 分，得分率为 76.4%，这明显高于本书患者对用药质量信息的感知价值和行为意向得分，这可能与基层医疗卫生机构患者对用药相关信息公开的了解与认知有限相关，也可能与医疗机构和卫生行政机构对用药相关信息公开重要性的宣传不够有关。另一项有关消费者对移动增值业务的感知价值和行为意向的研究中，研究者从以下三个条目测量感知价值：我以合适的价格接受了较好的移动增值服务、使用这家电信公司提供的移动增值服务值得我花费时间和精力、与其他电信公司相比选择这家公司是明智的；从"未来我会再次使用""未来我会向亲戚朋友推荐""未来我会持续使用"三个条目测量了消费者的行为意向；使用李克特量表五分法进行赋值（1 分为完全不同意，5 分为完全同意），结果显示感知价值得分为 3.03 分，得分率为 60.6%，行为意向得分为 3.26 分，得分率为 65.2%。

本书中，由于感知透明、感知价值、态度和行为意向得分分布均为非正态分布，因此采用非参数检验进行因素分析，了解被调查者的不同人口学特征与各变量得分是否有差异，若差异有显著性意义时采用秩变换分析法进一步检验两两组间差异。因素分析结果显示，不同文化水平的被调查者的感知透明得分之间有统计学差异，采用秩变换分析法进一步探究不同文化水平患者的感知透明得分的两两组间差异，结果显示文化水平为本科及以上、初中、中专/高中、大专患者的感知透明得分高于文化水平为小学及以下患者的感知透明得分，差值有统计学意义，且文化水平越高，差异越大。这表明患者的文化程度越高，对用药质量信息透明的关注度、感知度越高，在一定程度上也表明高文化水平的患者更容易理解、获取、信任公开的用药质量信息，认可信息公开的方式、数量等；不同年收入水平患者的感知透明、感知价值得分有差异，且差异有统计学意义，采用秩变换法探索不同年收入患者的感知透明、感知价值得分的两两组间差异，结果表明高收入患者（9万元以上）和低收入患者（1万元以下）对用药质量信息的感知透明、感知价值得分相对较高。年收入水平高的患者感知透明得分较高，可能与其在较高生活和经济水平下，更为关心与自身的身体健康状况和生活质量相关的信息有关，低收入水平患者的感知透明得分也较高，可能是因为在看病难、看病贵的大背景下，为了避免较高的疾病经济负担，患者对与自身的健康状况和就医状况密切相关的医疗信息更为关注和认可。

三　透明监管运行机制的讨论

透明监管是现代监管的第三次重要革新，透明系统对目标组织的影响路径与其他监管策略有基础性的不同。以制定标准为基础的监管系统向其监管目标传达明确的目标信号，这些目标信号包括：是否、什么时候、如何以及多大程度地改变他们的组织行为；基于市场的监管系统采用税收，补助或者为目标组织提供更大的贸易自由来对被监管机构进行监管，这些信号也是明确的。相较而言，透明系统并不明确要求被监管机构是否、什么时候或者如何改变其行为。他们依赖信息公开者和信息使用者对于透明信息产生的导致行为改变的市场或政治动机。这些改变是自然无法预测也是模糊不清的，然而使用者的行为在某种程度上促进了政治目标的实现。透明行动循环理论正是基于这种监管模式的天然特点，探究这一监管模式背后的各个关键环节的作用过程。

本书以透明行动循环模型为基础，结合文献研究法和专题小组讨论法，明确了基层医疗卫生机构患者感知用药信息透明作用机制的关键环节是感知透明、感知价值、态度和行为倾向；进而构建了以感知透明、感知价值、态度和行为倾向为基础的患者感知用药信息透明运行机制的理论模型，并提出研究假设；通过构建结构方程模型实证验证用药质量信息公开后，患者对用药信息的感知透明、感知价值、态度和行为倾向间的作用关系，形成基于医疗服务需方的透明监管运行机制。

结构方程模型结果显示，患者对用药质量信息的感知透明对其态度有显著正向影响，患者对用药信息透明的态度对行为倾向有显著的正向的影响，患者对用药信息公开的态度在感知透明和行为倾向中起中介作用，感知透明对行为倾向没有直接作用，感知透明通过态度对行为意愿产生作用。该研究结果与其他领域的同类研究的结果基本一致：对基于消费者使用医疗质量信息的 6 篇模拟实验文献的综述分析结果，研究者发现透明程度较高的医疗质量信息，即易读的报告格式、易理解的信息内容，能够增加被调查者的知识，改善其对医疗质量信息的态度，进而促进医疗选择行为的改变，态度能够显著影响个人的行为意愿，是个人行为的重要预测因子。除此之外，也有研究者采用实证研究方式，通过结构方程模型探索消费者对航空公司的感知透明、对公司的态度和行为意愿之间的作用关系，结果表明消费者的感知透明能够显著改善消费者对公司的态度，消费者对公司的态度能够显著增加消费者的购买意愿。其他领域的研究也表明消费者对产品的态度显著正向地影响消费者的购买意愿。感知透明与感知信息质量密切相关，基于此，研究者发现消费者对商业网站上产品和服务的感知信息质量是预测消费者决策行为的关键因素，消费者对使用网站的感知有用性、感知便利性和态度对消费者使用网站购买的意愿有显著的影响。在信息系统的相关研究中，研究者也发现感知信息、服务质量与消费者的信息使用倾向间有显著相关关系。

结构方程模型结果显示患者对用药信息的感知透明能够显著正向地促进患者的感知价值，患者对用药信息透明的感知价值能够显著正向地影响患者使用信息的倾向，患者对用药公开信息的感知价值在感知透明和行为倾向间起中介作用，患者感知透明通过感知价值对行为倾向产生影响。该研究结果与其他领域的研究结果相一致。大量研究结果都表明感知价值对使用意向有显著的影响，例如一项针对采购管理人员进行的研究结果显示，供方信息透明可以显著增加采购管理人员的感知价值，进而增加其重购行为倾向和称赞行为倾向，减少寻找替代品的行为。在理论研究方面，公开信息融入信息使用者决策行为的一个重要因素即是信息的感知价值，信息能够显著促进使用者实现其目标，因此当消费者认为医疗绩效信息的感知价值高于获得信息需要花费的成本时，消费者更愿意使用这些医疗绩效信息进行医疗决策；实证定量研究也证实了这一结论，例如在商业、服务等行业，研究者发现消费者对商品或服务的感知价值对其行为倾向有显著正向的影响。深入到医疗服务领域，消费者感知医疗服务质量、感知价值对消费者行为意愿有显著直接的影响，消费者感知服务质量显著影响感知价值。

当然，患者的医疗决策是一个复杂的过程，尽管本书对其进行了初步探索，仍然还有很多可能的影响因素未能察觉，也有待研究者的进一步深入研究。

四 透明监管作用效果的讨论

（一）透明监管促进医务人员的行为改变

信息公开可以显著性地降低抗生素处方率和平均处方费用。信息公开对医务人员的处方行为具有显著影响，例如，将处方信息反馈给相应的基层医疗卫生机构医生，可以有效减缓处方费用的增长，同时促进医生抗生素的合理使用。除此之外，在医院的检查室内以海报的形式公开承诺书，也可以有效降低抗生素的不合理使用。公开可以带来经济和声誉双重影响，促使医疗服务提供方改善自己的医疗质量，因此，出于个人形象和声誉的考虑，本书中的信息公开对于促进处方行为的改善产生了积极影响，抗生素使用率和平均处方费用都有一定程度下降。

（二）透明监管促进患者的选择行为改变

本书在实证干预的基础上所得结论显示：用药透明干预对患者的就医流向起到了一定的引导作用，但这一作用表现较弱，且仅在一个公开指标，即抗生素使用率上有效果。基层医疗卫生机构的患者在医生的选择上主要考虑的是医生的职称，医生的收入也与医生的门诊量有关联。

医生的职称是一个直接反映医生职业能力的指标，职称的评定需要综合医务人员的学历、学识、实践和业绩等因素。在所调查的医疗机构中，医生的基本信息通常以海报的形式张贴在医疗卫生机构的显眼处，即医生的职称信息非常容易被患者所察觉。有研究表明，医务人员的行医能力是吸引患者就医的一个重要影响因素，同本书类似，职称越高的医生更有可能吸引更多的患者前来就诊。研究调查过程中，研究者发现，在基层医疗卫生机构，收入是一个同职称有关联的指标，即职称越高的医生能够获得更高的报酬，所以，收入和门诊量之间的关联很可能是由职称这一影响因素间接导致。

虽然在西方国家将信息透明引入医疗卫生领域由来已久，但却没有确凿有效的证据表明这一措施对促进患者的医疗选择是有效的。已有的研究由于研究者的研究方法等差异，研究结论也并不统一。如美国纽约等地开展了一项公开医院及外科医生实施冠状动脉旁路移植术的质量信息以帮助患者进行合理的就医决策。公布的主要信息包括：该疾病的风险因素、实施该手术的医院及医生的患者死亡率排名，以及该疾病的主要并发症。针对该项措施，很多学者发表了相关研究对其产生的效果进行评价，早期的研究表明，干预4年后，各医疗机构的手术服务量均没有明显的变化，不管医疗机构被评为高死亡率医院或者低死亡率医院，其信息公布前后的手术量均没有发生变化，医疗机构的公开死亡率排名与其服务量不存在联系。但也有部分研究得出了阳性结论。例如，基于时间序列回归的方法，依然以手术量为研究结果指标，研究者发现，医疗信息公开对患者的选择在短期内产生了有限的效果，并且仅在白色人种的保险病人中有一定的作用，并且，在干预后，排名靠前的医疗机构和医生的医疗服务量增长得更快，排名较好的医生的医疗收入也增长得更快。同上述负性研究结果相比，在这些研究中，部分研究者排除了健康维持组织（Health Maintenance Organization，HMO）的参保人群，因为这些人群的医疗行为受保险因素的控制，并非是自由选择。针对加利福尼亚州的研究结果也发现，信息的公开存在一定的短期效应，低死亡率的医疗机构的市场份额在信息发布后的6个月内有显著上升。以上的研究均采用了诊疗量这一指标来间接反映患者的行为变化，但得出的结论并不统一。

美国实施的另一项医疗公开项目是由美国的卫生保健财政管理局（the Health Care Financing Administration，HCFA）主导，以期对基本医疗保险的医疗服务机构进行更好的行政监督，研究者对基本医疗的保险数据进行了分析，分析的主要结果指标为各医疗机构的风险调整死亡率。其中有269家医疗机构被评为"离群值"，这些医疗机构中约有一半的医疗机构的风险调整死亡率比期望死亡率低，另一半则高于期望死亡率。在1986年3月12日，美国HCFA将这些数据通过新闻发布会和新闻稿的形式对外公开，这一发布的信息被称为"死亡名单"，受到了记者和卫生专业人员的一致好评，这一举措也受到了纽约及全美国的广泛关注。但研究者发现，这一干预手段对患者就医行为并没有产生显著影响，从理论上来说，为死亡率高于期望值组的服务量将下降、死亡率等于标准值的组服务量将不变、死亡率低于标准值组的服务量将上升，但研究发现实际结果与预期并不相符，各个组别的服务量水平均没有明显的变化。另一项研究则发现，在死亡信息公布后的第一年里，死亡率为期望值两倍的医疗卫生机构，其每周的患者数减少1，虽然这一结果显示影响很微弱，但这一结果有统计学意义。

本书结果显示：干预所起的作用有限，但通过抗生素指标的公开对基层医疗卫生机构的患者人群进行了一定的有益的分流，而其他指标的公开似乎并没有对患者的医疗决策产生影响，分析可能产生这一结果的主要原因如下：根据本书确立的患者信息使用机制过程，患者需要对公开信息感知，当感知到的信息具有较好的兼容性，并被患者理解，患者才会获得医务人员用药质量的有效信息，在这一基础上，患者需要判断公开信息对其决策的有用性，并在此评判上进行医疗决策。故患者的医生选择过程复杂，任何一个环节产生的疏漏如没有感知信息，不理解，感知有用性低均会影响患者最终是否使用公开信息。

从研究方法来看，上述研究基本都采用了横截面数据或时间序列数据来进行研究，鲜有控制实验的研究报道，故在结论的证据强度上略显不足。本书针对以往研究的不足，进一步采用了实验研究的方法，并采用了平行对照组，通过 DID 模型消除干预对照间可测或不可测因素的影响，在结论的证据强度上有一定提升。从结果来看，虽然干预所起的作用有限，但其通过抗生素指标的公开对基层医疗卫生机构的患者人群进行了有益的分流，因此，公开不失为一种新的监管手段，并值得进一步研究。

第二节　政策建议

我国目前合理用药措施主要为教育与行政监管两方面，而以用药信息公开为基础的用药透明监管为合理用药提供了新思路。目前，卫生领域信息公开已经成为潮流，国际上也开展了诸多实践，积累了丰富的经验，因此加大用药信息公开力度是可行的。本书也显示，用药信息公开能在一定程度上促进合理用药，也从实践层面上证实了在乡镇卫生院开展用药信息公开的可行性。但我国乡镇卫生院用药信息公开工作开展较少，公开法律体系还不健全，公开什么，由谁公开，向谁公开，如何公开等方面还不明确，严重阻碍了我国乡镇卫生院用药信息公开工作的开展。目前国内诸如浙江、甘肃、内蒙古等地都已开展用药信息公开的相关实践，积累了宝贵的经验，亟须总结已有的用药信息公开经验，加大用药信息工作的推广力度，进一步促进合理用药。

虽然国外开展了诸多医疗信息公开的相关研究，但目前还没有强有力的证据来表明信息医疗公开的作用大小，尤其缺乏高质量的循证研究。本书在国内外文献研究及专题小组讨论的基础上，虽然设计了一套乡镇卫生院用药信息公开的内容，但由于目前还未形成系统的评价方法，本书中用药信息公开本身并没有进行评价。用药信息公开促进合理用药的过程中，患者、医生、管理者以及支付者等各方在用药信息公开过程中的反应，医疗机构或者地区宏观政策会对用药信息公开产生何种影响，用药信息公开需要公开的范围，不同级别医疗机构用药信息公开工作是否相同……这一系列问题都是亟须加强研究的地方。同时，由于医疗信息公开起源于国外，在我国以公立医疗机构为主体的医疗卫生体系中开展用药信息公开工作，也必须结合中国特殊的实际情况。

当前我国基层医疗卫生机构的用药信息公开工作是按照医院院务公开要求公布了与药品使用相关的信息，与患者关系更为密切的费用信息、用药质量信息、医疗服务价格信息以及与医务人员绩效等信息公示则很少被公示。因此，对于卫生服务需方，我国现有的基层医疗卫生机构用药信息披露体系缺乏标准化、可测量、可比较的过程或结果信息，患者不能使用用药质量相关信息作出合理的医疗决策；对于医疗服务供方，由于消费者缺乏质量信息来选择医疗服务供方，因此信息公开不能形成标杆作用或问责机制，不能促进其用药行为的改变和医疗服务质量提高。为了促进我国抗生素、注射剂的进一步合理用药，促进患者的合理决策和医生用药质量的提升，在我国医疗服务信息披露过程中也要重视公开医生和医院的用药质量、费用等结果信息，建立由卫生行政部门牵头、各层医疗机构具体实施的用药质量透明监管体系。卫生行政部门应制定法律法规明确各医疗机构用药质量信息公开的具体操作手段和监管方法，通过强制手段对用药质量信息披露的内容、质量、形式、时间等作出规范的制度安排，清除自愿信息公开过程中出现的随意性披露、选择性披露和"扬长避短"问题，将医疗机构不愿披露但公众和患者需求的信息以容易获取、容易理解、数量适中的内容和方式及时披露。医疗机构应依据政策规定定期的测量、评价和公开医生、医院的用药质量和费用指标信息，并将绩效结果与奖惩相结合。

公开报告促进供方医疗服务质量改善的一个重要刺激作用来自消费者压力，因此消费者认可和使用医疗质量信息是影响绩效信息公开报告制度成功的关键因素之一。国外研究发现消费者对绩效信息不理解、不信任、不及时或呈现形式不够直观等透明问题，是导致消费者对绩效信息缺乏兴趣和使用的重要原因。本书量表的描述性结果显示患者对用药质量信息的感知透明、感知价值、态度和行为意向的得分均偏低，结构方程模型结果显示感知透明通过感知价值、态度对消费者行为意向产生正向显著的影响。由结果可见，消费者对用药质量信息的感知透明水平是影响其行为倾向的重要因素。为改善患者对用药质量信息的态度和价值评价、促进消费者的合理决策，应采取多种措施增加用药质量信息的透明，强化患者的感知透明。向患者提供容易理解、容易阅读和可比较的信息，能促进患者知识的增加、态度的改变和医疗选择行为的改变。

同时，医疗绩效信息应当以方便公众知晓的途径进行公开和宣传，才能使公众更好地感知、了解和使用信息。当前我国医疗服务信息披露的主要途径是公告栏、电子显示屏、电子触摸屏、广播、电视、报刊、网络等方式，其中网络作为现代新闻媒介对于公众知晓的影响力越来越大。

第三节 研究的局限

首先，研究设计的局限性。本书根据各个乡镇卫生院的基本情况，如服务人口、核定床位数、医生数、年门诊人次等指标，计算各个乡镇卫生院的 Topsis 得分，根据 Topsis 得分，确定分组。在最初分组时没有考虑各个乡镇卫生院的处方水平，如抗生素处方率、注射剂处方率、平均处方费用等指标。

其次，研究对象的局限性。由于受到各种条件的制约，本书只针对乡镇卫生院的医生进行研究，没有对其他类型机构进行研究。

最后，研究样本的局限性。由于考虑到试行制度的实际操作可行性，本书只在我国的一个县级市进行了研究，选取的基层医疗卫生机构以乡镇卫生院为主，以及少数卫生服务中心，由于经济文化水平会对医生的主观感知和行为产生影响，因此，本书的医生不能代表全国的水平。对研究结果的外推性应用需要谨慎施行。然而这同时也是研究可以继续进行的方向，城市基层医疗卫生机构合理用药透明监管制度的作用特点与农村是否存在差异也有待进一步研究。

参考文献

陈辉、杜玉开、贾桂珍:《因子分析在家庭负担量表结构效度检验中的应用》,《中国卫生统计》2003年第2期。

陈向明:《质的研究方法与社会科学研究》,教育科学出版社2000年版。

陈学涛:《病人忠诚意向模型的理论与实证研究》,博士学位论文,第三军医大学,2009年。

邓朝华:《移动服务用户采纳模型及其实证研究》,博士学位论文,华中科技大学,2008年。

方积乾:《医学统计学与电脑实验》,上海科学技术出版社1997年版。

黄芳铭:《结构方程模式:理论与应用》,中国税务出版社2005年版。

李成等:《基本药物制度实施前后安徽省乡镇卫生院处方质量分析》,《中国卫生经济》2012年第4期。

李慧娟:《基于信息披露的公立医院政府监督模式研究》,硕士学位论文,华中科技大学,2009年。

李敏:《基于患者需求的公立医院信息公开模式研究》,硕士学位论文,华中科技大学,2019年。

李新泰、王文华、尹爱田:《山东省基本药物制度对乡镇卫生院合理用药的影响》,《中国卫生经济》2011年第4期。

李以渝:《机制论:事物机制的系统科学分析》,《系统科学学报》2007年第4期。

李志刚:《扎根理论方法在科学研究中的运用分析》,《东方论坛》2007年第4期。

陆蓓:《提高透明度的货币政策操作与效果研究》,博士学位论文,上海交通大学，2008 年。

劳伦斯·纽曼、拉里·克罗伊格：《社会工作研究方法：质性和定量方法的应用》，刘梦译，中国人民大学出版社 2008 年版。

孙文萃：《利益相关方对药品安全风险沟通的认知状况研究》，硕士学位论文，北京中医药大学，2013 年。

孙跃：《产业集群知识员工离职风险感知对离职意愿影响研究》，博士学位论文，华中科技大学，2009 年。

田丽娟、于培明：《我国不合理用药原因分析及对策探讨》，《中国药房》2005 年第 16 期。

汪胜、黄仙红、郭清：《浙江省基本药物制度对社区卫生服务中心合理用药的影响》，《中国农村卫生事业管理》2011 年第 10 期。

王静：《城市综合性医院顾客忠诚研究》，博士学位论文，华中科技大学，2008 年。

向小曦：《医疗机构用药透明机制及其效果研究——以浙江省省级医院为例》，博士学位论文，华中科技大学，2014 年。

肖华、李建发、张国清：《制度压力、组织应对策略与环境信息披露》，《厦门大学学报》（哲学社会科学版）2013 年第 3 期。

辛自强、池丽萍：《认知压力促进知识建构：另眼看"减负"》，《教育科学研究》2005 年第 9 期。

杨春艳：《基层医疗卫生机构用药信息透明度测量研究》，博士学位论文，华中科技大学，2014 年。

杨慧云等：《基本药物制度实施后乡镇卫生院药品用量及结构的变化：以山东省三县为例》，《中国卫生经济》2012 年第 4 期。

余瑶：《对我国医疗卫生服务信息公开的建议》，《中国医院管理》2006 年第 6 期。

张春梅：《中国公立医院医疗服务信息披露规制研究》，博士学位论文，华中科技大学，2011 年。

张新平、金新政、王铁军、杨军华：《WHO 促进合理用药的核心政策及干预措施》，《中国卫生质量管理》2003 年第 6 期

章亮、邹蕾：《基于 KAP 理论的浙江省大学生无偿献血意愿影响因素分析》，《中国输血杂志》2013 年第 12 期。

章志光：《社会心理学》，人民教育出版社 1996 年版。

A B J and E A R, " Public perceptions of quality care and provider profiling in New York: implications for improving quality care and public health", *journal of public health management and practice*, Vol. 10, No. 3, 2004, pp. 241 – 250.

A F, M G, D W, ed. , " From Food to Finance: What Makes Disclosure Policies Effective", *Taubman Centre Policy Briefs*, 2005.

A R S, SHAIL R, K M D, " Patients' views about cardiac report cards: a qualitative study", *The Canadian journal of cardiology*, Vol. 21, No. 11, 2005, pp. 943 – 947.

ABRAHAM J, FELDMAN R, CARLIN C, "Understanding Employee Awareness of Health Care Quality Information: How Can Employers Benefit? ", *Health Services Research*, Vol. 39, No. 6, 2004, p. 1.

ADDISON J T and BLACKBURN M L, "A Puzzling Aspect of the Effect of Advance Notice on Unemployment", *Industrial& Labor Relations Review*, Vol. 50, No. 2, 1997, pp. 268 – 288.

ADDISON J T and BLACKBURN M L, "The Worker Adjustment and Retraining Notification Act: Effects on Notice Provision", *Industrial & Labor Relations Review*, Vol. 47, No. 4, 1994, pp650 – 662.

AJZEN I, "The theory of planned behavior", *Organizational Behavior and Human Decision Processes*, 1991, pp. 179 – 211.

ALT J E and LASSEN D D, "Fiscal transparency, political parties, and debt in OECD countries", *European Economic Review*, Vol. 50, No. 6, 2005, pp. 1403 – 1439.

AMERICA I O M C, "Crossing the Quality Chasm: A New Health System for the 21st Century", *Quality Management in Health care*, Vol. 10, No. 4, 1997, p. 1192.

BAGOZZI R and BURNKRANT R, "Attitude Measurement and Behavior Change: A Reconsideration of Attitude Organization and Its Relationship to Behavior", *ACR North American Advances*, No. 6, 1978, p. 295.

BAKER D W, EINSTADTER D, THOMAS C, ed, "The Effect of Publicly Reporting Hospital Performance on Market Share and Risk – Adjusted Mortality at High – Mortality Hospitals", *Medical Care*, Vol. 41, No. 6, 2003, pp. 729 - 740.

BAYSARI M T, OLIVER K, EGAN B, ed. , "Audit and feedback of anti-biotic use", *Applied Clinical Informatics*, Vol. 4, No. 4, 2013. pp. 583 - 595.

BEAULIEU N D, "Quality information and consumer health plan choices", *Journal of Health Economics*, Vol. 21, No. 1, 2002, pp. 43 - 63.

BERWICK D M, JAMES B, COYE M J, "Connections Between Quality Measurement and Improvement", *Medical Care*, Vol. 41, No. 1 Suppl, 2003, pp. 130 - 138.

BLOCH E and GREGG M, "Consumer - directed health care", *New England Journal of Medicine*, Vol. 355, No. 17, 2006, p. 1756.

BOULDING W, KALRA A, STAELIN R, ed. , "A Dynamic Process Model of Service Quality: From Expectations to Behavioral Intentions", *Journal of Marketing Research*, Vol. 30, No. 1, 1993, pp. 7 - 27.

BURTRAW D, "Markets for clean air: the U. S. acid rain program", *Regional Science and Urban Economics*, Vol. 32, No. 1, 2002.

BYSECRETARIAT W, "Rational use of medicines: progress in implementing the WHO medicines strategy", *Epidemiology Biostatistics & Public Health*, Vol. 3, No. 1, 2006.

C D O, PETER S, JANY R, ed. , "Creating compact comparative health care information: what are the key quality attributes to present for cataract and total hip or knee replacement surgery?", *Medical decision making: an international journal of the Society for Medical Decision Making*, Vol. 32, No. 2, 2012, pp. 287 - 300.

C M, "Public disclosure of health care performance reports: comments and reflections from Sweden", *International journal for quality in health care: journal of the International Society for Quality in Health Care*, Vol. 11, No. 2, 1999, pp. 102 - 103.

C V B, J G E, P M L, ed. , "Consumers and hospital use: the HCFA "death list"," *Health affairs (Project Hope)*, Vol. 7, No. 1, 1988, pp. 122 - 125.

Center, C, "Atlanta Declaration and Plan of Action for the Advancement of the Right of Access to Information", *in International Conference on the Right to Public Information*, 2008.

CHEN H S, CHEN C Y, CHEN H K, ed. , "A Study of Relationships a-mong Green Consumption Attitude, Perceived Risk, Perceived Value toward Hydrogen – Electric Motorcycle Purchase Intention", *AASRI Procedia*, Vol. 2, 2012, pp. 163 – 168.

CHEN W, "Perceived value of a community supported agriculture (CSA) working share. The construct and its dimensions", *Appetite*, Vol. 62, 2013, pp. 37 – 49.

CHOI K, CHO W, LEE S, ed. , "The relationships among quality, val-ue, satisfaction and behavioral intention in health care provider choice", *Jour-nal of Business Research*, Vol. 57, No. 8, 2004, pp. 913 – 921.

CHRISTENSEN L T, "Corporate communication: the challenge of trans-parency", *Corporate Communications: An International Journal*, Vol. 7, No. 3, 2002.

Clemes M, Wu H, Hu B D, ed. , "An empirical study of behavioral in-tentions in the Taiwan hotel industry", *Innovative Marketing*, Vol. 5, No. 3, 2009, pp. 30 – 50.

COFFEE N, TURNER D, CLARK R A, ed. , "Measuring national acces-sibility to cardiac services using geographic information systems", *Applied Geog-raphy*, Vol. 34, 2012, pp. 445 – 455.

CORBIN J and STRAUSS A, "Grounded Theory Research: Procedures, Canons and Evaluative Criteria", *Qualitative Souology*, Vol. 13, No. 1, 1990, pp. 3 – 21.

COTTERRELL R, "Transparency, mass media, ideology and communi-ty", *Journal for Cultural Research*, Vol. 3, No. 4, 1999, pp. 414 – 426.

COX D F, *Risk handling in consumer behavior – an intensive study of two cases*, Boston: Harvard University Press, 1967.

DAI C Y, CHEN W F, YUAN Y H, ed. , "A Study on Modification of Knowledge, Attitude and Practice on Vocational High School Electronics Cour-ses Integrated with Nanotechnology Concept", *International Journal of Thermal and Environmental Engineering*, Vol. 4, No. 1, 2011.

DAPKO J L, *"Perceived Firm Transparency: Scale and Model Develop-ment"*, FL: University of South Florida, 2012.

DAVID W, ARCHON F, MARY G, ed. , "The effectiveness of regulatory disclosure policies", *Journal of Policy Analysis and Management*, Vol. 25, No. 1, 2006, pp. 155 – 181.

DAVID W, MARY G, ARCHON F, "Targeting Transparency", *Science*, Vol. 340, No. 6139, 2013, pp. 1410 – 1411.

DAVIES H T O, "Public release of performance data and quality improvement: internal responses to external data by US health care providers", *Quality in Health Care*, Vol. 10, No. 2, 2001, pp. 104 – 110.

DAWES S S, "Stewardship and usefulness: Policy principles for information – based transparency", *Government Information Quarterly*, Vol. 27, No. 4, 2010, pp. 377 – 383.

DIJK S J, DUYSTERS G M, BEULENS A, "Transparency dilemmas in strategic alliances", *KLICT (Ketennetwerken, Clusters & ICT)*, 2003.

DODDS W B, MONROE K B, GREWAL D, "Effects of Price, Brand, and Store Information on Buyers' Product Evaluations", *Journal of Marketing Research*, Vol. 28, No. 3, 1991, pp. 307 – 319.

DOWLING G R and STAELIN R, "A Model of Perceived Risk and Intended Risk – Handling Activity", *Journal of Consumer Research*, Vol. 21, No. 1, 1994, pp. 119 – 134.

D. C J and GEORGE. K, *Transparency in Government Operations*, Washington DC: International Monetary Fund, 1998.

D. T H L M and D. K Z P, "Do High – Deductible Health Plans Threaten Quality of Care?", *New England Journal of Medicine*, Vol. 353, No. 12, 2005, pp. 1202 – 1204.

E G, M E A, A Z, ed. , "Providing consumers with information about the quality of health plans: the Consumer Assessment of Health Plans demonstration in Washington State", *The Joint Commission journal on quality improvement*, Vol. 26, No. 7, 2000, pp. 410 – 420.

E H J, P M M, D D, "Confidential prescriber feedback and education to improve antibiotic use in primary care: a controlled trial", *CMAJ: Canadian Medical Association journal*, Vol. 161, No. 4, 1999, pp. 388 – 392.

E H R, "Can public trust in nonprofits and governments be restored?",

Harvard business review, Vol. 74, No. 2, 1996, pp. 97 – 107.

EGGERT A and HELM S, "Exploring the impact of relationship transparency on business relationships: A cross – sectional study among purchasing managers in Germany", *Industrial Marketing Management*, Vol. 32, No. 2, 2003, pp. 101 – 108.

ELLERMAN D A, JOSKOW P L, SCHMALENSEE R, ed. , *Markets for clean air: The U. S. Acid Rain Program*, UK: Cambridge University Press, 2000.

EPSTEIN A M, "Rolling Down the Runway: The Challenges Ahead for Quality Report Cards", *JAMA: The Journal of the American Medical Association*, Vol. 279, No. 21, 1998, pp. 1691 – 1696.

E. S J, *The Right to Know: Transparency for an Open World*, New York : Columbia University Press, 2007.

FABER M, BOSCH M, WOLLERSHEIM H, ed. , "Public Reporting in Health Care: How Do Consumers Use Quality – of – Care Information?: A Systematic Review", *Medical Care*, Vol. 47, No. 1, 2009, pp. 1 – 8.

FEATHERMAN M S and PAVLOU P A, "Predicting e – services adoption: a perceived risk facets perspective", *International Journal of Human – Computer Studies*, Vol. 59, No. 4, 2003, pp. 451 – 474.

FISHBEIN M A and AJZEN I, "Belief, attitude, intention and behaviour: An introduction to theory and research", *Philosophy and Rhetoric*, Vol. 10, No. 2, 1977.

FOLKES V S, "Recent Attribution Research in Consumer Behavior: A Review and New Directions", *Journal of Consumer Research*, Vol. 14, No. 4, 1988, pp. 548 – 565.

FORSYTHE S M and SHI B, "Consumer patronage and risk perceptions in Internet shopping", *Journal of Business Research*, Vol. 56, No. 11, 2003, pp. 867 – 875.

FROLICH A, TALAVERA J A, BROADHEAD P, ed. , "A behavioral model of clinician responses to incentives to improve quality", *Health policy*, Vol. 80, No. 1, 2007, pp. 179 – 193.

FUNG A, GRAHAM M, WEIL D, ed. , "The Political Economy of Transparency: What Makes Disclosure Policies Effective?", *SSRN Electronic Journal*, 2004.

FUNG A, GRAHAM M, WEIL D, *Full disclosure: The perils and promise of transparency Cambridge*, UK: Cambridge University Press, 2007.

FUNG A, GRAHAM M, WEIL D, "The Political Economy of Transparency: What Makes Disclosure Policies Sustainable?", *Working Paper Series*, 2003, pp. 3 – 39.

FUNG A ed. , "Transparency policies: Two possible futures", *Taubman Center Policy Briefs*, 2007, pp. 1 – 6.

GAOT T, LEICHTER G, WEI Y S, "Countervailing effects of value and risk perceptions in manufacturers' adoption of expensive, discontinuous innovations", *Industrial Marketing Management*, Vol. 41, No. 4, 2012, pp. 659 – 668.

GERAATS P M, "Central Bank Transparency", *The Economic Journal*, Vol. 112, No. 483, 2002, pp. 532 – 565.

GERAATS P M, "Trends in Monetary Policy Transparency", *International Finance*, Vol. 12, No. 2, 2010, pp. 235 – 268.

GHEI P, "How to investigate drug use in health facilities. Selected drug use indicators", *Health policy*, Vol. 34, No. 1, 1995.

GIGERENZER G, TODD P, ABC G T, *Simple Heuristics That Make Us Smart*, New York: Oxford University Press, 1999.

GLESNE C and PESHKIN A, *Becoming Qualitative Researchers: An Introduction*, London: Longman, 2008.

GRABOWSKI D C and TOWN R J, "Does Information Matter? Competition, Quality, and the Impact of Nursing Home Report Cards", *Health Services Research*, Vol. 46, No. 6, 2011, p. 1.

GRISAFFE D B, KUMAR A, INSTITUTE M S, "Antecedents and consequences of customer value: testing an expanded framework", *REPORTMARKETING SCIENCE INSTITUTE CAMBRIDGE MASSACHUSETTS*, 1998, pp. 21 – 22.

GUZZO R A, SHEA G P, DUNNETTE M D, ed. , "Group performance and intergroup relations in organizations", *Consulting Psychologists Press*, 1992.

H F C, YEEWEI L, SOEREN M, ed. , "Systematic review: the evidence that publishing patient care performance data improves quality of care", *Annals of internal medicine*, Vol. 148, No. 2, 2008, pp. 111 – 123.

H H J, E P, P S, ed. , "Making health care quality reports easier to use", *The Joint Commission journal on quality improvement*, Vol. 27, No. 11, 2001, pp. 591 – 604.

H H J and J J J, "Will quality report cards help consumers?", *Health affairs (Project Hope)*, Vol. 16, No. 3, 1997, pp. 218 – 228.

H H J, JEAN S, MARTIN T, "Hospital performance reports: impact on quality, market share, and reputation", *Health affairs (Project Hope)*, Vol. 24, No. 4, 2005, pp. 1150 – 1160.

H H J, L H, P M, ed. , "Increasing the impact of health plan report cards by addressing consumers' concerns", *Health affairs (Project Hope)*, Vol. 24, No. 4, 2005.

H H J, PAUL S, ELLEN P, ed. , "Strategies for reporting health plan performance information to consumers: evidence from controlled studies", *Health services research*, Vol. 37, No. 2, 2002, pp. 291 – 313.

H H J, "What can we say about the impact of public reporting? Inconsistent execution yields variable results", *Annals of internal medicine*, Vol. 148, No. 2, 2008, pp. 160 – 161.

H S A, *Models of bounded rationality: Empirically grounded economic reason*, Cambridge: MIT press, 1982.

HA J and JANG S S, "Perceived values, satisfaction, and behavioral intentions: The role of familiarity in Korean restaurants", *International Journal of Hospitality Management*, Vol. 29, No. 1, 2010, pp. 2 – 13.

HANNAN E L, KILBURN H, RACZ M, ed. , "Improving the Outcomes of Coronary Artery Bypass Surgery in New York State", *JAMA: The Journal of the American Medical Association*, Vol. 271, No. 10, 1994, pp. 761 – 766.

HERRLICH A, "Transparency and medical interventions in vital statistics reports: Quantitative research and analysis", *Dissertations & Theses – Gradworks*, 2010.

HERZLINGER R, "Full disclosure: A strategy for performance", *Leader to Leader*, Vol. 1997, No. 3, 1997.

HIBBARD J H and WEEKS E C, "Does the Dissemination of Comparative Data on Physician Fees Affect Consumer Use of Services?", *Medical Care*, Vol. 27, No. 12, 1989, pp. 1167 – 1174.

HIBBARD J H, "It Isn' t Just about Choice: The Potential of a Public Performance Report to Affect the Public Image of Hospitals", *Medical Care Research and Review*, Vol. 62, No. 3, 2005, pp. 358 – 371.

HIBBARD J H, "What Type of Quality Information do Consumers Want in a Health Care Report Card?", *Medical Care Research and Review*, Vol. 53, No. 1, 1996, pp. 28 – 47.

HONG Z and YI L, "Research on the Influence of Perceived Risk in Consumer Online Purchasing Decision", *Physics Procedia*, Vol. 24, 2012, pp. 1304 – 1310.

HOVLAND C I M W J A, *Attitude organization and change*, New Haven: Yale University Press, 1960.

H. S M A M, H. E A K M, A. J K B, ed., "Who Is at Greatest Risk for Receiving Poor – Quality Health Care?", *New England Journal of Medicine*, Vol. 354, No. 11, 2006, pp. 1147 – 1156.

J H and R B, "Why people punish defectors. Weak conformist transmission can stabilize costly enforcement of norms in cooperative dilemmas", *Journal of theoretical biology*, Vol. 208, No. 1, 2001, pp. 79 – 89.

J J J and H H J, "Comprehension of quality care indicators: differences among privately insured, publicly insured, and uninsured", *Health care financing review*, Vol. 18, No. 1, 1996, p. 75.

J M E, W M P, C A, ed., "Improving patient education for patients with low literacy skills", *American family physician*, Vol. 53, No. 1, 1996, pp. 205 – 211.

JEONG M and LAMBERT C U, "Adaptation of an information quality framework to measure customers' behavioral intentions to use lodging Web sites", *International Journal of Hospitality Management*, Vol. 20, No. 2, 2001, pp. 129 – 146.

K J A and M E A, "The predictive accuracy of the New York State coronary artery bypass surgery report – card system", *Health affairs* (*Project Hope*), Vol. 25, No. 3, 2006, pp. 844 – 855.

KANG H, KIM S J, CHO W, ed. , "Consumer use of publicly released hospital performance information: Assessment of the National Hospital Evaluation Program in Korea", *Health policy*, Vol. 89, No. 2, 2008, pp. 174 – 183.

KI L C, SHIK Y Y, KON L S, "Investigating the relationships among perceived value, satisfaction, and recommendations: The case of the Korean DMZ", *Tourism Management*, Vol. 28, No. 1, 2005, pp. 204 – 214.

KIM D J, FERRIN D L, RAO H R, "A trust – based consumer decision making model in electronic commerce: The role of trust, perceived risk, and their antecedents", *Decision Support Systems*, Vol. 44, No. 2, 2007, pp. 544 – 564.

KIM Y J, CHUN J U, SONG J, "Investigating the role of attitude in technology acceptance from an attitude strength perspective", *International Journal of Information Management*, Vol. 29, No. 1, 2008, pp. 67 – 77.

KRZYKOWSKI L M, "Transparency in higher educational student learning assessment as seen through accreditation", *Proquest Llc*, Vol. 175, 2012.

KUO Y F, WU C M, DENG W J, "The relationships among service quality, perceived value, customer satisfaction, and post – purchase intention in mobile value – added services", *Computers in Human Behavior*, Vol. 25, No. 4, 2009, pp. 887 – 896.

KURUUZUM A and KOKSAL C D, "The Impact of Service Quality on Behavioral Intention in Hospitality Industry", *International Journal of Business and Management Studies*, Vol. 2, No. 1, 2010, pp. 9 – 15.

KWUN D J, "Effects of campus foodservice attributes on perceived value, satisfaction, and consumer attitude: A gender – difference approach", *International Journal of Hospitality Management*, Vol. 30, No. 2, 2010, pp. 252 – 261.

LEVIN – WALDMAN and M O, "Plant Closings: Is WARN an Effective response?", *Review of Social Economy*: *Review of Social Economy*, 2007, pp. 59 – 97

LIANPING Y, CHAOJIE L, ADAMM F J, ed. , "The impact of the National Essential Medicines Policy on prescribing behaviours in primary care facilities in Hubei province of China", *Health policy and planning*, Vol. 28, No. 7, 2013, pp. 750 – 760.

LUBALIN J S, HARRIS – KOJETINL D, "What do Consumers Want and Need to Know in Making Health Care Choices?", *Medical Care Research and Review*, Vol. 56, No. 1 Suppl, 1999, pp. 67 – 102.

L. H E, DINESH K, MICHAEL R, ed., "New York state's cardiac surgery reporting system: Four years later", *Elsevier*, Vol. 58, No. 6, 1994, pp. 1852 – 1857.

L. R D and ADAMS D R, "PUBLIC REPORTING OF PROVIDER PER-FORMANCE: Can Its Impact Be Made Greater?", *Annual Review of Public Health*, Vol. 27, 2006, pp. 517 – 536.

L. SK, J. GE, M. MD, ed., "Surgeons' Perceptions of Public Reporting of Hospital and Individual Surgeon Quality", *Medical Care*, Vol. 51, No. 12, 2013, pp. 1069 – 1075.

M H K, "Can high quality overcome consumer resistance to restricted provider access? Evidence from a health plan choice experiment", *Health services research*, Vol. 37, No. 3, 2002, pp. 551 – 571.

M K N A B, J F M, GLYN E, ed., "Comparative performance information plays no role in the referral behavior of GPs", *BMC family practice*, Vol. 15, 2014, pp. 1 – 9.

M S, E K D, M E, ed., "Do consumer reports of health plan quality affect health plan selection?", *Health services research*, Vol. 35, No. 5, 2000, p. 1.

MACKINNON D P, FAIRCHILD A J, FRITZ M S, "Mediation Analysis", *Annual Review of Psychology*, Vol. 58, No. 1, 2007, pp. 593 – 614.

MARK S, E K D, C M S, ed., "Complexity, public reporting, and choice of doctors: a look inside the blackest box of consumer behavior", *Medical care research and review: MCRR*, Vol. 71, No. 5 Suppl, 2014.

MARSHALL M N, SHEKELLE P G, LEATHERMAN S, ed., "The Public Release of Performance Data: What Do We Expect to Gain? A Review of the Evidence", *JAMA: The Journal of the American Medical Association*, Vol. 283, No. 14, 2000, pp. 1866 – 1874.

MARSHALL M N, "Public disclosure of performance data: learning from the US experience", *Quality in Health Care*, Vol. 9, No. 1, 2000, pp. 53 – 57.

MCCARTHY M and HENSON S, "Perceived risk and risk reduction strategies in the choice of beef by Irish consumers", *Food Quality and Preference*, Vol. 16, No. 5, 2004, pp. 435 – 445.

MCGIVERN G and FISCHER M D, "Reactivity and reactions to regulatory transparency in medicine, psychotherapy and counselling", *Social Science & Medicine*, Vol. 74, No. 3, 2012, pp. 289 – 296.

MEEKER D, KNIGHT T K, FRIEDBERG M W, ed., "Nudging Guideline – Concordant Antibiotic Prescribing", *Jama Intern Med*, Vol. 174, No. 3, 2014, pp. 425 – 431.

MEHROTRA A, HUSSEY P S, MILSTEIN A, ed., "Consumers' and providers' responses to public cost reports, and how to raise the likelihood of achieving desired results", *Health Affairs*, Vol. 31, No. 4, 2012, pp. 843 – 851.

MENNEMEYER S T, MORRISEY M A, HOWARD L Z, "Death and Reputation: How Consumers Acted Upon HCFA Mortality Information", *Inquiry*, Vol. 34, No. 2, 1997, pp. 117 – 128.

MUKAMEL D B and MUSHLIN A I, "Quality of Care Information Makes a Difference: An Analysis of Market Share and Price Changes After Publication of the New York State Cardiac Surgery Mortality Reports", *Medical Care*, Vol. 36, No. 7, 1998, pp. 945 – 954.

N M M, G S P, O D H T, ed., "Public reporting on quality in the United States and the United Kingdom", *Health affairs (Project Hope)*, Vol. 22, No. 3, 2003, pp. 134 – 148.

N. S J, I. N B, L. G B, "Why we buy what we buy: A theory of consumption values", *Elsevier*, Vol. 22, No. 2, 1991, pp. 159 – 170.

P O, J R, A T, "Transparency during public health emergencies: from rhetoric to reality", *Bulletin of the World Health Organization*, Vol. 87, No. 8, 2009, pp. 614 – 618.

PAGANO B, PAGANO E, MCGRAWHILL, "The Transparency Edge: How Credibility Can Make or Break You in Business", *Kredit*, Vol. 10, 1992, pp. 441 – 443.

PETER J P and RYAN M J, "An Investigation of Perceived Risk at the Brand Level", *Journal of Marketing Research*, Vol. 13, No. 2, 1976, pp. 184 – 188.

PETERS E, "Less Is More in Presenting Quality Information to Consumers", *Medical Care Research and Revie*, Vol. 64, No. 2, 2007, pp. 169 – 190.

PETTER S, DELONE W, MCLEAN E R, "Information Systems Success: The Quest for the Independent Variables", *Journal of Management Information Systems*, Vol. 29, No. 4, 2013, pp. 7 – 62.

PONT M and MCQUILKEN L, "Testing the factor structure of the behavioral – intentions battery: an empirical study of the Australian banking industry", 2002.

PáEZ A, SCOTT D M, MORENCY C, "Measuring accessibility: positive and normative implementations of various accessibility indicators", *Journal of Transport Geography*, Vol. 25, 2012, pp. 141 – 153.

R C M, "Achieving and sustaining improved quality: lessons from New York State and cardiac surgery", *Health affairs (Project Hope)*, Vol. 21, No. 4, 2002, pp. 40 – 51.

R L D and D E K, "Health care consumer reports: an evaluation of consumer perspectives", *Journal of healthcare finance*, Vol. 30, No. 1, 2003, pp. 65 – 71.

RAWLINS B, "Give the Emperor a Mirror: Toward Developing a Stakeholder Measurement of Organizational Transparency", *Journal of Public Relations Research*, Vol. 21, No. 1, 2009, pp. 71 – 99.

ROMANO P S, MARCIN J P, DAI J J, ed., "Impact of Public Reporting of Coronary Artery Bypass Graft Surgery Performance Data on Market Share, Mortality, and Patient Selection", *Medical Care*, Vol. 49, No. 12, 2011, pp. 1118 – 1125.

ROMANO P S and ZHOU H, "Do Well – Publicized Risk – Adjusted Outcomes Reports Affect Hospital Volume?", *Medical Care*, Vol. 42, No. 4, 2004.

S R, M B, "Understanding the quality challenge for health consumers: the Kaiser/AHCPR Survey", *The Joint Commission journal on quality improvement*, Vol. 23, No. 5, 1997, pp. 239 – 244.

S W R, *Institutions and Organizations*, London: Sage Publications, 2001.

SAGE W M, "Regulating through Information: Disclosure Laws and American Health Care", *Columbia Law Review*, Vol. 99, No. 7, 1999, p. 1701.

SAVEDOFF W D, "The causes of corruption in the health sector: a focus on health care systems", *Transparency International Global Cornuption Report*, 2006.

SCHNEIDER E C and EPSTEIN A M, "Use of Public Performance Reports: A Survey of Patients Undergoing Cardiac Surgery", *JAMA: The Journal of the American Medical Association*, Vol. 279, No. 20, 1998, pp. 1638 – 1642.

SCHWARTZ L M, WOLOSHIN S, BIRKMEYER J D, "How do elderly patients decide where to go for major surgery? Telephone interview survey", *BMJ*, Vol. 331, No. 7520, 2005, p. 821.

SH C and HY S, "Physician performance information and consumer choice: a survey of subjects with the freedom to choose between doctors", *Quality & safety in health care*, Vol. 13, No. 2, 2004, pp. 98 – 101.

SNELLING I, "Do star ratings really reflect hospital performance?", *Journal of Health Organization and Management*, Vol. 17, No. 3, 2003.

SOFAER S, CROFTON C, GOLDSTEIN E, ed. , "What Do Consumers Want to Know about the Quality of Care in Hospitals?", *John Wiley & Sons, Ltd* (10. 1111), Vol. 40, No. 6, 2007, p. 2.

STAIKOURAS P K, "A Theoretical and Empirical Review of the EU Regulation on Credit Rating Agencies: In Search of Truth, Not Scapegoats", *Financial Markets, Institutions & Instruments*, Vol. 21, No. 2, 2012, pp. 71 – 155.

STIRTON L and LODGE M, "Transparency Mechanisms: Building Publicness into Public Services", *Journal of Law and Society*, Vol. 28, No. 4, 2001, pp. 471 – 489.

STONE R N and GR NHAUG K, "Perceived Risk: Further Considerations for the Marketing Discipline", *European Journal of Marketing*, Vol. 27, No. 3, 2013, pp. 39 – 50.

STREET、 and ANDREW, "The resurrection of hospital mortality statistics in England", *Journal of Health Services Research and Policy*, Vol. 7, No. 2, 2002, pp. 104 – 110.

T K E, "A transparency and accountability framework for high – value inpatient nursing care", *Nursing economic MYM*, Vol. 28, No. 5, 2010, p. 295.

T R N, and T C K, "A Concept Analysis of Attitude toward Getting Vaccinated against Human Papillomavirus", *Nursing research and practice*, Vol. 2013, 2013.

TANG Y, ZHANG X, YANG C, ed. , "Application of propensity scores to estimate the association between government subsidy and injection use in primary health care institutions in China", *BioMed Central*, Vol. 13, No. 1, 2013, pp. 1 - 7.

TEO H, CHAN H, WEI K, ed. , "Evaluating information accessibility and community adaptivity features for sustaining virtual learning communities", *International Journal of Human - Computer Studies*, Vol. 59, No. 5, 2003, pp. 671 - 697.

THOMAS N H, "Transparency, Accountability, and Global Governance", *Global Governance*, Vol. 14, No. 1, 2008, pp. 73 - 94.

TOTTEN A M, WAGNER J, TIWARI A, ed. , "Public Reporting as a Quality Improvement Strategy. Closing the Quality Gap: Revisiting the State of the Science", *Evidence Report/Technology Assessment*, No. 208, 2012.

TSIAKIS and THEODOSIOS, "Consumers' Issues and Concerns of Perceived Risk of Information Security in Online Framework. The Marketing Strategies", *Procedia - Social and Behavioral Sciences*, Vol. 62, 2012, pp. 1265 - 1270.

ULAGA W and CHACOUR S, "Measuring Customer - Perceived Value in Business Markets", *Industrial Marketing Management*, Vol. 30, No. 6, 2001, pp. 525 - 540.

VAIANA M E, "What Cognitive Science Tells Us about the Design of Reports for Consumers", *Medical Care Research and Review*, Vol. 59, No. 1, 2002, pp. 3 - 35.

WBO D, CHARIES M, SEHEER L K, "Incorporating Perceived risk into model of consumer deal assessment and Purchase intent", Vol. 23, No. 1, 1996, pp. 399 - 404.

WEBSTER M, "Merriam Webster's Collegiate Dictionary", *Merriam Webster Dictionaries*, 2003.

WHO, *WHO Policy Perspectives On Medicines - Promoting Rational Use of*

Medicines: *Core Components*, *Geneva*: *World Health Organization*, 2002.

XU J, WANG W, LI Y, ed. , "Analysis of factors influencing the outpatient workload at Chinese health centres", *BioMed Central*, Vol. 10, No. 1, 2010, pp. 1 – 11.

ZEITHAML V A, BERRY L L, PARASURAMAN A, "The Behavioral Consequences of Service Quality", *Journal of Marketing*, Vol. 60, No. 2, 1996, pp. 31 – 46.

ZEITHAML V A, "Consumer Perceptions of Price, Quality, and Value: A Means – End Model and Synthesis of Evidence", *Journal of Marketing*, Vol. 52, No. 3, 1988, pp. 2 – 22.

附件1 访谈提纲

开场白：

非常感谢您这一年的时间对我们工作的支持，现在研究进入尾声，我们也非常希望能跟您聊一聊我们这个信息公开措施的实施情况、存在的问题等，相信您的专业知识和经验一定能帮助我们对这个措施的可行性和实施条件等有一个真实的了解。

基本情况：

1. 任职年限
2. 具体负责事务
3. 专业

● 您觉得目前所公布的三个指标，也就是抗生素使用率、注射剂使用率、平均处方金额能准确反映贵院医生的合理用药水平吗？

● 您觉得排名合理吗？

● 信息公开后，您觉得患者对医生与医院的选择是否发生了改变？

● 目前在我们信息公开过程中，您是否对信息公开制度的实施情况（包括实施效果、存在问题、可能需要的改进等）进行过分析？如果做了，请具体说说是如何做的？

● 在目前透明公开制度的实施过程中，医生是否有参与进来（提出建议，争取个人利益等）？

● 您觉得，政府部门在哪些方面加强参与，可以增加制度的实施效果？

● 目前贵院是否将信息公开制度与其他已有制度（举例）相结合对医生进行监管？

● 我们用药信息排名公开停止后，贵院是否会继续公开药品使用信息？

● 您觉得目前的信息公开是否为医院自身发展带来了益处？

• 您觉得这项制度可以如何改进?

• 信息公布后, 您觉得现在医生对公开制度的态度是怎样的?

• 信息公布后, 您觉得医生的用药行为是否发生了改变?

• 除刚才我们谈到的内容之外, 关于透明公开制度本身您还有没有什么意见或看法?

希望留一下您的 QQ 号, 如果还有其他的问题可能会通过留言的方式请教您。

附件2 卫生院和医生用药质量和费用排名表模板

表1是模拟实验时向患者展示的用药质量信息排名表板，此处为了保护隐私，隐去医生姓名和卫生院的名称，实际调研时，我们使用和向患者公开的是医生和卫生院的真实名字。

表1   ×××卫生院2014年10月医生用药质量和费用水平评级

科室	医生姓名	抗生素处方率（%）	排名	注射剂处方率（%）	排名	平均门诊费用（元）	排名
妇产科	陈××						
	何××						
	谢××						
口腔科	吴××						
	张××						
	刘××						

Q市卫生局

×××大学

附件3 抗生素、注射剂合理使用宣传材料

一 安全、合理使用抗生素

国家卫计委公布的抗生素的给药原则：能不用就不用；能少用就不多用；能单用一种的就不用多种；能用低级的就不用高级的；能口服的就不静脉注射。世界卫生组织推荐的抗生素处方比例为 13.4%—24.1%。

1. 抗生素使用的小知识

（1）抗生素并不是对所有的炎症都有效。实际上，抗生素仅适用于细菌和部分其他微生物引起的炎症，而对由病毒引起的炎症无效。（2）不是一感冒就需要用抗生素。感冒 90%以上是由病毒引起，使用抗生素无效，抗生素只对细菌性感冒有用。（3）抗生素并不能预防感染。抗生素是针对引起炎症的微生物，用来杀灭微生物的，没有预防感染的作用。

2. 滥用抗生素有何危害

专家调查，80%的病人存在抗生素滥用的情况。滥用抗生素的危害有：听觉神经损害、肾损害、肝损害、过敏反应等。据统计，我国 7 岁以下儿童因为不合理使用抗生素造成耳聋的数量超过 30 万人，另外，我国每年因直接或间接死于滥用抗生素的约有 8 万人。

二 安全、合理使用注射剂

国家卫计委公布的注射剂使用的核心原则："能不用就不用，能少用就不多用；能口服不肌注，能肌注不输液。"世界卫生组织推荐的注射剂处方比例为 20.0%—26.8%。

1. 什么情况下使用注射剂

在出现无法吞咽口服药品、严重呕吐和严重腹泻、病情危重以及某些紧急处理的情况下才需要使用注射剂。

2. 滥用注射剂有何危害

世界卫生组织统计 70%以上的输液是不必要的。我国每年不安全注射导致死亡的人数在 39 万以上。过度使用和滥用注射剂会增加病人不必要的风险和不良反应，如发热、肺水肿等，严重时可危及生命。

附件4　模拟实验调查问卷

问卷编号 ☐☐☐☐　　　组1

患者感知公开用药信息问卷

尊敬的女士/先生，您好！

为提高医疗服务质量，改善患者就医体验，特开展此调查。我们将严格保密您的信息。衷心感谢您的参与！

第一部分

假设您因感冒去某医院看门诊，表1为该医院公示的医生抗生素，注射剂使用的信息。其中：抗生素使用率是指该医生每100张处方中含有抗生素的处方数；注射剂使用率是指该医生每100张医生处方中含有注射剂的处方数。

表1　　　　　　　　　医生用药质量信息公示

医生代码	抗生素使用率（%）	注射剂使用率（%）
1	30	30
2	30	40
3	30	50
4	50	40
5	50	50
6	50	60

续表

医生代码	抗生素使用率（%）	注射剂使用率（%）
7	70	50
8	70	60
9	70	70

根据上述医生用药质量信息，您认为：（1—4 题请在空格上填医生代码）

1. 抗生素使用最优的医生是_____；最差的是_____。

2. 注射剂使用最优的医生是_____；最差的是_____。

3. 总体来说，用药质量最优的医生是_____；最差的是_____。

4. 如果您要去医院看病，在其他条件相同的情况下：

4.1　您认为选择一个抗生素使用率高的还是低的医生好？

A. 高的　B. 低的　C. 不知道　D. 无所谓

4.2　您认为选择一个注射剂使用率高的还是低的医生好？

A. 高的　B. 低的　C. 不知道　D. 无所谓

第二部分　您的基本信息

1. 性别：A. 男　B. 女

2. 年龄：_____岁

3. 职业：_____

4. 文化水平：A. 初中　B. 中专/高中　C. 大专　D. 本科及以上

5. 您对当前自身健康状况的评价：A. 非常好　B. 良好　C. 一般 D. 比较差　E. 非常差

6. 户籍类型：A. 农村　B. 城镇

7. 家庭年收入约为_____（万元）/年

8. 医疗保险类型：_____

A. 新农合　B. 城镇职工医疗保险　C. 城镇居民医疗保险　D. 商业保险　E. 其他_____（请注明）

问卷编号 ☐☐☐☐　　　　　组 2

患者感知公开用药信息问卷

尊敬的女士/先生，您好！

　　为提高医疗服务质量，改善患者就医体验，特开展此调查。我们将严格保密您的信息。衷心感谢您的参与！

华中科技大学同济医学院

第一部分

　　假设您因感冒去某医院看门诊，表 1 为该医院公示的医生抗生素，注射剂使用的信息。其中：抗生素使用率是指该医生每 100 张处方中含有抗生素的处方数；注射剂使用率是指该医生每 100 张医生处方中含有注射剂的处方数。得★越多表示相应的使用率越高。

表 1　　　　　　　　　　**医生用药质量信息公示**

医生代码	抗生素使用率	注射剂使用率
1	★	★
2	★	★
3	★	★★
4	★★	★
5	★★	★★
6	★★	★★
7	★★★	★★
8	★★★	★★
9	★★★	★★★

　　根据上述医生用药质量信息，您认为：（1—4 题请在空格上填医生代码，若代码超过一个则只需填写其中的任意一个）

　　1. 抗生素使用最优的医生是＿＿＿＿＿＿；最差的是＿＿＿＿＿＿。

2. 注射剂使用最优的医生是_____；最差的是_____。

3. 总体来说，用药质量最优的医生是_____；最差的是_____。

4. 如果您要去医院看病，在其他条件相同的情况下：

4.1　您认为选择一个抗生素使用率高的还是低的医生好？

A. 高的　B. 低的　C. 不知道　D. 无所谓

4.2　您认为选择一个注射剂使用率高的还是低的医生好？

A. 高的　B. 低的　C. 不知道　D. 无所谓

第二部分　您的基本信息

1. 性别：A. 男　B. 女

2. 年龄：_____岁

3. 职业：_____

4. 文化水平：A. 初中　B. 中专/高中　C. 大专　D. 本科及以上

5. 您对当前自身健康状况的评价：A. 非常好　B. 良好　C. 一般　D. 比较差　E. 非常差

6. 户籍类型：A. 农村　B. 城镇

7. 家庭年收入约为_____（万元）/年

8. 医疗保险类型：_____

A. 新农合　B. 城镇职工医疗保险　C. 城镇居民医疗保险　D. 商业保险　E. 其他_____（请注明）

调查员姓名：_____

问卷编号 ☐☐☐☐　　　　　组 3

患者感知公开用药信息问卷

尊敬的女士/先生，您好！

　　为提高医疗服务质量，改善患者就医体验，特开展此调查。我们将严格保密您的信息。衷心感谢您的参与！

华中科技大学同济医学院

第一部分

　　假设您因感冒去某医院看门诊，表 1 为该医院公示的医生抗生素，注射剂使用的信息。其中：抗生素使用率是指该医生每 100 张处方中含有抗生素的处方数；注射剂使用率是指该医生每 100 张医生处方中含有注射剂的处方数。得★越多表示相应的抗生素和注射剂使用率越高。

表 1　　　　　　　　　　医生用药质量信息公示

医生代码	抗生素使用率	注射剂使用率
1	★	★
2	★	★
3	★	★★
4	★★	★
5	★★	★★
6	★★	★★
7	★★★	★★
8	★★★	★★
9	★★★	★★★

　　根据上述医生用药质量信息，您认为：（1—4 题请在空格上填医生代码，若代码超过一个则只需填写其中的任意一个）

　　1. 抗生素使用最优的医生是_____；最差的是_____。

2. 注射剂使用最优的医生是_____；最差的是_____。

3. 总体来说，用药质量最优的医生是_____；最差的是_____。

4. 如果您要去医院看病，在其他条件相同的情况下：

4.1　您认为选择一个抗生素使用率高的还是低的医生好？

A. 高的　B. 低的　C. 不知道　D. 无所谓

4.2　您认为选择一个注射剂使用率高的还是低的医生好？

A. 高的　B. 低的　C. 不知道　D. 无所谓

第二部分　您的基本信息

1. 性别：A. 男　B. 女

2. 年龄：_____岁

3. 职业：_____

4. 文化水平：A. 初中　B. 中专/高中　C. 大专　D. 本科及以上

5. 您对当前自身健康状况的评价：A. 非常好　B. 良好　C. 一般 D. 比较差　E. 非常差

6. 户籍类型：A. 农村　B. 城镇

7. 家庭年收入约为_____（万元）/年

8. 医疗保险类型：_____

A. 新农合　B. 城镇职工医疗保险　C. 城镇居民医疗保险　D. 商业保险　E. 其他_____（请注明）

调查员姓名：_____

问卷编号 ☐☐☐☐ 组 4

患者感知公开用药信息问卷

尊敬的女士/先生，您好！

　　为提高医疗服务质量，改善患者就医体验，特开展此调查。我们将严格保密您的信息。衷心感谢您的参与！

华中科技大学同济医学院

第一部分

　　假设您因感冒去某医院看门诊，表 1 为该医院公示的医生抗生素，注射剂使用的信息。其中：抗生素使用率是指该医生每 100 张处方中含有抗生素的处方数；注射剂使用率是指该医生每 100 张医生处方中含有注射剂的处方数。得★越多表示相应的抗生素和注射剂使用率越高。

表 1　　　　　　　　　　医生用药质量信息公示

医生代码	抗生素使用率	注射剂使用率
1	★★★	★★★
2	★★★	★★
3	★★	★
4	★★	★★
5	★	★
6	★★	★
7	★★	★★
8	★	★
9	★★★	★★★
10	★★★	★★
11	★★	★★
12	★	★
13	★★	★★

医生代码	抗生素使用率	注射剂使用率
14	★★★	★★
15	★	★
16	★★★	★★
17	★	★★
18	★	★★

根据上述医生用药质量信息，您认为：（1—4 题请在空格上填医生代码，若代码超过一个则只需填写其中的任意一个）

1. 抗生素使用最优的医生是_____；最差的是_____。

2. 注射剂使用最优的医生是_____；最差的是_____。

3. 总体来说，用药质量最优的医生是_____；最差的是_____。

4. 如果您要去医院看病，在其他条件相同的情况下：

4.1　您认为选择一个抗生素使用率高的还是低的医生好？

A. 高的　B. 低的　C. 不知道　D. 无所谓

4.2　您认为选择一个注射剂使用率高的还是低的医生好？

A. 高的　B. 低的　C. 不知道　D. 无所谓

第二部分　您的基本信息

1. 性别：A. 男　B. 女

2. 年龄：_____岁

3. 职业：_____

4. 文化水平：A. 初中　B. 中专/高中　C. 大专　D. 本科及以上

5. 您对当前自身健康状况的评价：A. 非常好　B. 良好　C. 一般　D. 比较差　E. 非常差

6. 户籍类型：A. 农村　B. 城镇

7. 家庭年收入约为_____（万元）/年

8. 医疗保险类型：_____

A. 新农合　B. 城镇职工医疗保险　C. 城镇居民医疗保险　D. 商业保险　E. 其他_____（请注明）

调查员姓名：_____

问卷编号 ☐☐☐☐　　　　　　组5

患者感知公开用药信息问卷

尊敬的女士/先生，您好！

为提高医疗服务质量，改善患者就医体验，特开展此调查。我们将严格保密您的信息。衷心感谢您的参与！

华中科技大学同济医学院

第一部分

假设您因感冒去某医院看门诊，表1为该医院公示的医生抗生素、注射剂使用的信息。其中：抗生素使用率是指该医生每100张处方中含有抗生素的处方数；注射剂使用率是指该医生每100张医生处方中含有注射剂的处方数。得★越多表示相应的抗生素和注射剂使用率越高。

表1　　　　　　　　医生用药质量信息公示

医生代码	抗生素使用率	注射剂使用率
1	★★	★★
2	★★★	★★★
3	★	★★
4	★★★	★★
5	★★	★
6	★	★
7	★★	★★
8	★	★
9	★★★	★★

根据上述医生用药质量信息，您认为：（1—4题请在空格上填医生代码，若代码超过一个则只需填写其中的任意一个）

1. 抗生素使用最优的医生是_____；最差的是_____。

2. 注射剂使用最优的医生是_____；最差的是_____。

3. 总体来说，用药质量最优的医生是_____；最差的是_____。

4. 如果您要去医院看病，在其他条件相同的情况下：

4.1 您认为选择一个抗生素使用率高的还是低的医生好？

A. 高的 B. 低的 C. 不知道 D. 无所谓

4.2 您认为选择一个注射剂使用率高的还是低的医生好？

A. 高的 B. 低的 C. 不知道 D. 无所谓

第二部分 您的基本信息

1. 性别：A. 男 B. 女

2. 年龄：_____岁

3. 职业：_____

4. 文化水平：A. 初中 B. 中专/高中 C. 大专 D. 本科及以上

5. 您对当前自身健康状况的评价：

A. 非常好 B. 良好 C. 一般 D. 比较差 E. 非常差

6. 户籍类型：A. 农村 B. 城镇

7. 家庭年收入约为_____（万元）/年

8. 医疗保险类型：_____

A. 新农合 B. 城镇职工医疗保险 C. 城镇居民医疗保险 D. 商业保险 E. 其他_____（请注明）

调查员姓名：_____

附件5 药品使用信息透明监管干预材料

1. 医生干预材料

×××卫生院 2014 年 × 月医生用药质量及费用水平评级

科室	医生姓名	抗生素处方率（%）	注射剂处方率（%）	平均门诊费用（元）	排名	评级
妇产科	**	73.97	71.23	30.39	1	★★
	**	79.17	66.67	32.46	2	★★
	**	87.18	76.92	27.69	3	★
	***	86.67	86.67	29.21	4	★
	**	77.42	83.87	49.67	5	★
口腔科	***	90.40	60.00	44.19	1	★★
门诊内科	***	33.33	66.67	20.10	1	★★★
	**	0.00	100.00	20.72	2	★★★
	***	75.16	73.74	32.14	3	★★
	***	76.43	79.18	27.58	4	★★
	***	67.74	77.42	36.54	5	★★
	***	76.85	86.11	28.72	6	★
门诊外科	***	62.50	95.00	27.98	1	★★★
	***	80.36	90.63	31.91	2	★★

说明：

评级依据各科室医生平均门诊处方费用、抗生素处方率和注射剂处方率指标，采用 Topsis 综合评价法，计算医生在同级别基层医疗机构的排名并进行评级。"★★★"级代表用药质量和费用水平较好，"★★"

级代表用药质量和费用水平一般，"★"级代表药质量和费用水平较差。

××市卫生局

华中科技大学同济医学院

2. 张贴材料

×××卫生院 2014 年 × 月医生用药质量及费用水平评级

科室	医生姓名	排名	评级
妇产科	**	1	★★
	**	2	★★
	**	3	★
	***	4	★
	**	5	★
口腔科	***	1	★★
门诊内科	***	1	★★★
	**	2	★★★
	***	3	★★
	***	4	★★
	***	5	★★
	***	6	★
门诊外科	***	1	★★★
	***	2	★★

说明：

评级依据各科室医生平均门诊处方费用、抗生素处方率和注射剂处方率指标，采用 Topsis 综合评价法，计算医生在同级别基层医疗机构的排名并进行评级。"★★★"级代表用药质量和费用水平较高，"★★"级代表用药质量和费用水平一般，"★"级代表用药质量和费用水平较低。

××市卫生局

华中科技大学同济医学院

3. 患者干预材料

三、 　　　卫生院医生用药质量及费用水平排名

以下是运□市管理区卫生院的医生用药质量及费用排名信息，为您合理选择医生提供指导。

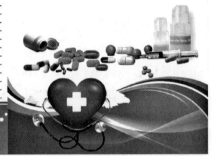

合理用药宣传手册

□□□□卫生院2013年11月医生用药质量及费用水平排名

科室	医生姓名	抗生素使用率(%)	排名	抗射剂使用率(%)	排名	平均门诊处方费用(元)	排名	门诊处方数量
妇产科	陈	67.74	1	64.52	1	49.12	2	31
	陈	100	3	33.59	1	34.76	1	9
皮肤科	刘	87.3	1	67.3	1	62.91	2	26
	王	88.62	2	92.81	3	41.96	1	26
口腔科	阳	85.71	1	92.86	1	45.32	1	14
	王	0	1	2.33	1	64.41	1	43
门诊内科	张	95.52	2	54.77	1	70.95	2	760
	彭	57.37	1	25.17	3	76.69	3	438
门诊外科	王	77.42	1	74.19	1	36.97	1	31
手术室	李	0	1	0	1	228	1	1
合照部	刘	90	1	90	1	132.92	1	16
住院内科	尤	36.86	1	61.82	2	138.75	3	18
	黄	57.14	2	50.79	1	105.07	2	16
	刘	61.64	3	90.91	3	61.34	1	11
住院外科	尹	39.58	1	75	2	75.98	3	32
	王	67.5	3	77.5	3	37.42	2	30

市卫生局
华中科技大学同济医学院

一、安全、合理使用注射剂

1. 什么是注射剂？

注射剂是指将药物制成供注入人体内的灭菌溶液、乳状液或混悬液以及供临床使用前配成溶液或混悬液的无菌粉末。

2. 滥用注射剂有何危害？

世界卫生组织统计70%以上的输液是不必要的。中国安全注射联盟统计，我国每年因不安全注射导致死亡的人数在39万以上。过度使用和滥用注射剂不仅导致医疗资源的浪费和费用的增加，同时也给病人增加了不必要的风险和不良反应，严重时可危及生命。

3. 什么情况下使用注射剂？

吞咽困难；严重吸收障碍（如呕吐、严重腹泻等）；没有合适的口服剂型的药物；病情危重，发展迅速，药物在组织中需达到高浓度才能紧急处理的情况。

4. 安全、合理使用注射剂的指导原则

国家卫计委公布的合理用药核心原则："能不用就不用，能少用就不多用；能口服不肌注，能肌注不输液"。

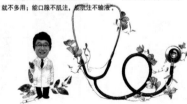

二、安全、合理使用抗生素

1. 什么是抗生素？

抗生素主要包括抗细菌类、抗真菌类以及抗其他微小病原类抗生素，本宣传中，重点指抗细菌类抗生素——即治疗各种细菌感染或抑制致病微生物感染的药物。

2. 抗生素使用的六大误区

（1）抗生素可以治疗一切炎症。实际上，抗生素仅适用于细菌和部分其他微生物引起的炎症，而对由病毒引起的炎症无效。（2）感冒就用抗生素。感冒90%以上是由病毒引起，使用抗生素无效，抗生素只对细菌性感冒有用。（3）抗生素可预防感染　抗生素是针对引起炎症的微生物，用来杀灭微生物的，没有预防感染的作用。（4）新的抗生素比老的好，贵的抗生素比便宜的好。需要因病、因人选择，坚持个体化用药。（5）频繁更换抗生素。抗生素的疗效有一个周期问题，频繁换药很容易使细菌对多种药物产生耐药性。（6）服药不遵医嘱，一旦有效就停药。

3. 滥用抗生素有何危害？

真正需要使用抗生素的病人数不到20%，80%以上属于滥用抗生素。滥用抗生素的危害有：毒性反应，常见毒性反应包括听觉神经损害、□□血系统障碍、肾损害、肝损害及胃肠道反应；诱发细菌耐药性，□□□□□物对药物产生抵抗；过敏反应，尤以青霉素最常见，□□□□□□□注。

4. 安全、合理使用抗生素的指导原则

抗生素的给药原则：能不用就不用；能少用就不多用，能用窄□□的就不用多种；能用低级的就不用高级的；能口服的就不□□□□注。

附件6 基层医疗卫生机构医生合理用药透明监管调查问卷

尊敬的医生，您好！

为提高医疗服务质量，加强药品透明监管，促进合理用药，特设计本问卷并恳请您协助填答。我们将严格保密调查结果。每题只选择一个答案，请在您认为合适的选项上打"√"，不要遗漏。

就目前贵院公开的"医生抗生素（注射剂、处方费用）排名、新农合报销、药品价格"等药品使用方面的信息，您同意以下观点吗：

表1　　　　　　　　医务人员透明感知及态度测量

条目	完全不同意	不太同意	一般	比较同意	非常同意
1. 公开这些信息能促使我主动学习合理用药的相关知识	1	2	3	4	5
2. 公开这些信息能为我带来成就感	1	2	3	4	5
3. 公开这些信息能促进合理用药水平	1	2	3	4	5
4. 公开这些信息不会促使我主动学习合理用药的相关知识	1	2	3	4	5
5. 公开这些信息会影响我在患者或同事心中的形象	1	2	3	4	5
6. 公开这些信息会影响我对自己的评价	1	2	3	4	5
7. 公开这些信息会减少我的收入	1	2	3	4	5
8. 有必要公开新农合报销流程、结果等信息	1	2	3	4	5
9. 有必要公开药品价格等信息	1	2	3	4	5
10. 有必要公开医生抗生素使用率、注射剂使用率等处方信息	1	2	3	4	5

表 2　　　　　　　　　　　医务人员透明监管行为意愿测量

条目	完全不同意	不太同意	一般	比较同意	非常同意
1. 我会降低门诊处方费用	1	2	3	4	5
2. 我会减少处方中抗生素使用量	1	2	3	4	5
3. 我会减少流感病人的抗生素使用量	1	2	3	4	5
4. 我会减少处方中注射剂使用量	1	2	3	4	5

医务人员透明监管信息可及测量

1. 根据贵院公示的新农合报销流程、报销结果相关信息，回答以下问题：

1.1　您认为该信息容易获取吗？

A. 非常不容易　B. 不太容易　C. 一般　D. 比较容易　E. 非常容易

1.2　您认为该信息详略得当吗？

A. 完全不得当　B. 不太得当　C. 一般　D. 比较得当　E. 非常得当

1.3　您认为该信息展示形式丰富多样（纯文字、图文并茂等）吗？

A. 完全不丰富　B. 不太丰富　C. 一般　D. 比较丰富　E. 非常丰富

1.4　您认为提供该信息的方式（电子屏、公示栏、宣传单等）恰当吗？

A. 非常不恰当　B. 不太恰当　C. 一般　D. 比较恰当　E. 非常恰当

2. 根据贵院公示的药品价格相关信息，回答以下问题：

2.1　您认为该信息容易获取吗？

A. 非常不容易　B. 不太容易　C. 一般　D. 比较容易　E. 非常容易

2.2　您认为该信息详略得当吗？

A. 完全不得当　B. 不太得当　C. 一般　D. 比较得当　E. 非常得当

2.3　您认为该信息展示形式丰富多样（纯文字、图文并茂等）吗？

A. 完全不丰富　B. 不太丰富　C. 一般　D. 比较丰富　E. 非常丰富

2.4　您认为提供该信息的方式（电子屏、公示栏、宣传单等）恰当吗？

A. 非常不恰当　B. 不太恰当　C. 一般　D. 比较恰当　E. 非常恰当

3. 根据贵院公示的医生抗生素排名信息，回答以下问题：

3.1　您认为该信息容易获取吗？

A. 非常不容易　B. 不太容易　C. 一般　D. 比较容易　E. 非常容易

3.2　您认为该信息详略得当吗？

A. 完全不得当　B. 不太得当　C. 一般　D. 比较得当　E. 非常得当

3.3　您认为该信息展示形式丰富多样（纯文字、图文并茂等）吗？

A. 完全不丰富　B. 不太丰富　C. 一般　D. 比较丰富　E. 非常丰富

3.4　您认为提供该信息的方式（电子屏、公示栏、宣传单等）恰当吗？

A. 非常不恰当　B. 不太恰当　C. 一般　D. 比较恰当　E. 非常恰当

4. 根据贵院公示的医生注射剂排名信息，回答以下问题：

4.1　您认为该信息容易获取吗？

A. 非常不容易　B. 不太容易　C. 一般　D. 比较容易　E. 非常容易

4.2　您认为该信息详略得当吗？

A. 完全不得当　B. 不太得当　C. 一般　D. 比较得当　E. 非常得当

4.3　您认为该信息展示形式丰富多样（纯文字、图文并茂等）吗？

A. 完全不丰富　B. 不太丰富　C. 一般　D. 比较丰富　E. 非常丰富

4.4　您认为提供该信息的方式（电子屏、公示栏、宣传单等）恰当吗？

A. 非常不恰当　B. 不太恰当　C. 一般　D. 比较恰当　E. 非常恰当

基本情况

1. 您的性别：A. 男　B. 女

2. 您的年龄：_____岁

3. 您的工作年限：_____年

4. 您的教育程度：

A. 高中以下　B. 高中或中专　C. 大专　D. 大学本科　E. 研究生及以上

5. 您的职称：

A. 未定级　B. 助理医师　C. 住院医师　D. 主治医师　E. 副主任医师　F. 主任医师

6. 您所在科室：

A. 门诊内科　B. 门诊外科　C. 住院内科　D. 住院外科　E. 中医科　F. 妇产科　G. 口腔科　H. 康复科　I. 其他_____

7. 您当前的平均月收入：

A. 1500 元及以下　B. 1501—2000 元　C. 2001—2500 元　D. 2501—
3000 元　E. 3001—3500 元以上　F. 3501—4000 元　G. 4001 元及以上

8. 您希望当前月收入上涨多少：_____元/月。

9. 您每周工作的总时间：_____小时。

姓名：

本问卷到此结束，谢谢您的合作！

附件 7　基层医疗卫生机构患者合理用药透明监管调查问卷

用药信息公开的患者调查

尊敬的女士/先生：

您好！为加强用药信息透明，促进合理用药，卫生院准备公示医生及卫生院的用药质量排名信息，本调查的目的在于了解您对这些公开信息的感受，以此改善和提高用药信息透明工作。我们会对您的个人资料和回答严格保密！感谢您的帮助。

第一部分　对于您看到的用药公开信息，您认为

1. 容易获取吗？（PT1）
1. 非常容易　B. 比较容易　C. 一般　D. 不太容易　E. 很不容易
2. 位置醒目显眼吗？（PT2）
A. 非常显眼　B. 比较显眼　C. 一般　D. 不太显眼　E. 很不显眼
3. 信息清晰（颜色，字体，字迹，破损污损）吗？（PT3）
A. 非常清晰　B. 比较清晰　C. 一般　D. 不太清晰　E. 很不清晰
4. 信息公示的形式恰当吗？（PT4）
A. 非常恰当　B. 比较恰当　C. 一般　D. 不太恰当　E. 很不恰当
5. 信息容易理解吗？（PT5）
A. 非常容易　B. 比较容易　C. 一般　D. 不太容易　E. 很不容易
6. 信息量适当吗？（PT6）
A. 非常适当　B. 比较适当　C. 一般　D. 不太适当　E. 很不适当
7. 信息每个月公布一次，您觉得及时吗？（PT7）
A. 非常及时　B. 比较及时　C. 一般　D. 不太及时　E. 很不及时

8. 信息是您所需要的吗？（PT8）

A. 非常需要　B. 比较需要　C. 一般　D. 不太需要　E. 完全不需要

9. 您信任这些信息吗？（PT9）

A. 非常信任　B. 比较信任　C. 一般　D. 不太信任　E. 非常不信任

第二部分　就您看到的用药公开信息，您认为

1. 信息的公开维护了您的知情权，使您感觉受到了尊重，您同意吗？（PV1）

A. 完全同意　B. 比较同意　C. 一般　D. 不太同意　E. 完全不同意

2. 使您了解到消炎药和注射剂使用的一些知识，您同意吗？（PV2）

A. 完全同意　B. 比较同意　C. 一般　D. 不太同意　E. 完全不同意

3. 对您选择用药方案有用吗？（PV3）

A. 非常有用　B. 比较有用　C. 一般　D. 不太有用　E. 完全没有用

4. 对您选择医生有用吗？（PV4）

A. 非常有用　B. 比较有用　C. 一般　D. 不太有用　E. 完全没有用

5. 您会使用这些信息来选择用药质量较好的医生吗？（BI1）

A. 一定会　B. 应该会　C. 不一定　D. 应该不会　E. 肯定不会

6. 您会使用这些信息来选择用药质量较好的卫生院吗？（BI5）

A. 一定会　B. 应该会　C. 不一定　D. 应该不会　E. 肯定不会

7. 您会使用这些信息指导自己或别人用药吗？（BI2）

A. 一定会　B. 应该会　C. 不一定　D. 应该不会　E. 肯定不会

8. 您愿意花费时间和精力去主动获取这些信息吗？（BI3）

A. 非常愿意　B. 比较愿意　C. 一般　D. 不太愿意　E. 完全不愿意

9. 您会继续关注卫生院公布的用药信息（药品使用、费用等信息）吗？（BI4）

A. 一定会　B. 应该会　C. 不一定　D. 应该不会　E. 肯定不会

10. 假如将这些信息公开的话，您认为：

10.1　您及您的亲戚朋友看病时打的注射剂（吊针）会不会减少？（AT1）

A. 一定会　B. 应该会　C. 一般　D. 应该不会　E. 完全不会

10.2　您及您的亲戚朋友看病时开的抗生素会不会减少？（AT2）

A. 一定会　B. 应该会　C. 一般　D. 应该不会　E. 完全不会

10.3　您及您的亲戚朋友看病时的花费会不会降低？（AT3）

A. 一定会　B. 应该会　C. 一般　D. 应该不会　E. 完全不会

11. 卫生院的用药信息（药品使用、费用等信息）公开工作比您预期的要好，您同意吗？（PV5）

A. 完全同意　B. 比较同意　C. 一般　D. 不太同意　E. 完全不同意

12. 对卫生院开展的用药信息公开工作满意吗？（PV6）

A. 非常满意　B. 比较满意　C. 一般　D. 不太满意　E. 完全不满意

第三部分　您的基本情况

1. 姓名：_____

2. 性别：A. 男　B. 女

3. 年龄：_____岁

4. 文化水平：A. 小学及以下　B. 初中　C. 中专/高中　D. 大专 E. 本科及以上

5. 您对当前自身健康状况的评价：A. 非常好　B. 良好　C. 一般 D. 比较差　E. 非常差

6. 您的门诊接诊医生姓名为_____

7. 您是否是第一次到该卫生院看病？A. 是　B. 不是

8. 您家庭的年收入约为：A. 1 万元以下　B. 1 万—2 万元　C. 2 万—3 万元　D. 3 万—4 万元　E. 4 万—5 万元　F. 5 万—6 万元　G. 6 万—7 万元　H. 7 万—8 万元　I. 8 万—9 万元　J. 9 万—10 万元　K. 10 万元以上

衷心感谢您的积极配合

附件8 开放式编码的范畴性质与维度表

范畴编号	范畴	范畴性质	范畴维度	维度位置
AA1	信息内容	全面性； 准确性； 可比性； 功用性； 呈现客观性	全面性：片面—全面； 准确性：偏差—准确； 可比性：完全不可比—完全可比； 功用性：无临床指导意义—指导临床； 呈现客观性：完全主观—完全客观	全面性：信息无法全面反映合理用药水平； 准确性：有一定偏差； 可比性：基本可比，但医生存在误解； 功用性：缺乏标准值，临床指导有限； 呈现客观性：以数据为主是客观的，但医生认为排名缺乏客观性
AA2	患者就医模式	患者就医选择； 患者用药习惯； 患者就诊思维； 患者主动性； 患者配合	患者就医选择：随机—利用信息进行选择； 患者用药习惯：不合理—合理； 患者就诊思维：速度，愈后，副作用，长期影响； 患者主动性：被动接受—主动要求； 患者配合：不配合—配合	患者就医选择：没有利用公开信息进行选择，以口碑、熟人推荐、随机为主； 患者用药习惯：习惯性使用抗生素和注射剂； 患者就诊思维：治愈及速度； 患者主动性：有部分患者主动要求医生使用注射剂和抗生素； 患者配合：部分患者不配合

范畴编号	范畴	范畴性质	范畴维度	维度位置
AA3	患者信息利用	信息易理解性； 信息易获得性； 患者的信息关注； 患者的信息理解能力； 患者信息利用与否	信息易理解性：易理解—难理解； 信息易获得性：容易获得—难以获得； 患者信息关注：完全不关注—非常关注； 患者信息利用：完全不用—完全依据信息做出就医选择	信息易理解性：大部分患者较难理解信息； 信息易获得性：容易获得； 信息关注：缺乏关注； 信息利用：几乎不用
AA4	患者特征	患者健康知识； 患者文化水平； 患者结构特征； 患者疾病谱	患者健康知识：错误的知识—无—正确且丰富； 患者文化水平：低—高； 患者结构特征：各年龄段的分布； 患者疾病谱：疾病类型分布	患者健康知识：大部分缺乏合理用药相关知识，并且有错误认知； 患者文化水平：较低； 患者结构特征：以老年人与儿童为主； 患者疾病谱：感染性疾病较多
AA5	制度落实	制度作用的时间性； 基层的设施条件； 基层的技术条件； 领导层重视； 管理者意识	制度作用的时间性：立即发挥作用—延迟发挥作用； 基层的设施条件：无—有； 基层的技术条件：无—有； 领导层重视：不重视—非常重视； 管理者意识：无—有	制度发挥作用的时间性：循序渐进，参考公卫项目有一定的延迟作用，需常规化； 基层设施条件：有信息收集与处理系统； 基层的技术条件：需要培训； 领导层重视：较为重视，且造成行政压力； 管理者意识：认为可以带来社会效益，提高医院管理水平和服务质量

续表

范畴编号	范畴	范畴性质	范畴维度	维度位置
AA6	制度调整	制度调整的依据；信息的收集与获取	制度调整的根据：按上级要求，根据实际工作，根据患者反映，自我完善；信息的收集与获取：无—有	制度调整的根据：以上级要求和实际工作为主；方法：掌握患者流向；掌握舆情；收集医生反馈
AA7	多种合理用药制度	制度种类	制度种类：处方点评；大处方；三联抗生素；分级管理	制度种类：每个单位都有，重点是大处方和三联抗生素
AA8	奖惩措施	奖惩有无；奖惩方式（借鉴）；奖惩标准	奖惩：无—有；奖惩方式：精神—物质；奖惩标准：过低—适度—过高	奖惩：缺位；奖惩方式（借鉴）：都有；奖惩标准：较难把握
AA9	医生的应对	信息关注；参与方式；自我评估；应对方式	信息关注：不关注—关注；参与方式：主动—被动；自我评估：无—有；应对方式：消极—参与	信息关注：较为关注；参与方式：被动为主；自我评估：部分有效；应对方式：部分消极应对
AA10	信息反馈	患者态度；患者选择；披露方反馈；管理者反馈	患者态度：满意—不满意；患者选择与否；披露方反馈：无—有；管理者反馈：无—有	患者态度：有纠纷产生；患者选择：有患者流失；披露方反馈：有，定向个人化；管理者反馈：有，约谈
AA11	医生的正向心理因素	压力；荣誉感；职业道德	压力：无—有；荣誉感：无—有；职业道德：无—有	压力：有一定来自排名的压力；荣誉感：有一定同事间比较带来的荣誉感危机；职业道德：业内上升到这一层面
AA12	医生的负向心理因素	用药习惯；从众心理；工作负担；质疑信息公平性	用药习惯：良好—差；从众心理：无—有；工作负担：无—有；质疑信息公平性：无—有	用药习惯：一般较差；从众心理：有；工作负担：有所增加；质疑信息公平性：有部分医生质疑

续表

范畴编号	范畴	范畴性质	范畴维度	维度位置
AA13	三级医院的整体管理	竞争的对象；整体规范	竞争的对象：三级医院—私人诊所；整体规范：无—有	竞争对象：私人诊所和三级医院；整体规范：无
AA14	医生认知偏差	合理用药知识水平	合理用药知识水平：低—高	合理用药知识水平：有偏差
AA15	健康教育	健康教育水平；健康教育主体；宣传方式	健康教育水平：低—高；健康教育主体：医生，院方和学术机构；宣传方式：面对面的；电视	健康教育水平：较低健康教育主体：以学术机构为主；宣传方式：面对面的